Planzenbaséiert Kachen 2023

Léiert wéi Dir déi bescht Planzenbaséiert Gerichter kachen kënnt

Stella Heinen

Inhaltsverzeechnes

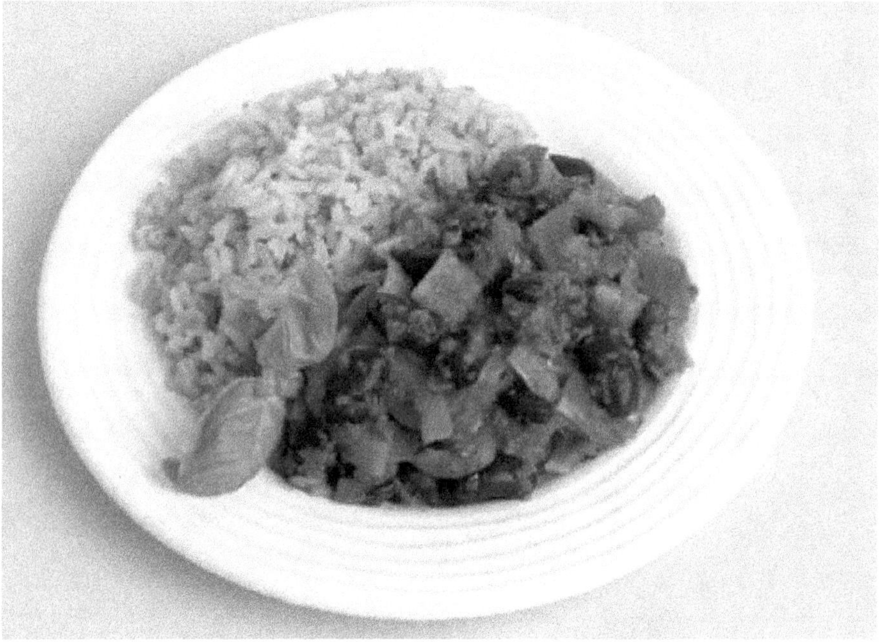

Gemëscht Berry Bowl

(Prett an ongeféier 10 Minutten | 2 Servéiert)

Pro Portioun: Kalorien: 533; Fett: 42,3g; Kuelenhydrater: 43,4g; Protein: 6,9g

Zutaten

1 Coupe Kokosnoss Mëllech

2 kleng Bananen

1 Coupe gemëscht Beeren, gefruer

2 Esslöffel Mandelbotter

1 Esslöffel Chia Somen

2 Esslöffel Granola

Richtungen

D'Kokosnossmëllech, d'Bananen, d'Beeren, d'Mandelbotter an d'Chia Somen derbäi.

Puree bis cremeg, eenheetlech a glat.

Verdeelt déi gemëscht Mëschung tëscht Déngschtbecher a garnéiert mat Granola. Serve direkt.

Haferflocken mat Bananen a Figgen

(Prett an ongeféier 15 Minutten | 2 servéiert)

Pro Portioun: Kalorien: 404; Fett: 5,4g; Kuelenhydrater: 84g; Protein: 9g

Zutaten

1 ½ Tassen Mandel Mëllech

1/2 Coupe gerullt Hafer

Eng Prise Mieresalz

Eng Prise geriwwe Muskat

1/3 TL Zimt

3 gedréchent Figgen, fein gehackt

2 Bananen, geschält a geschnidden

1 Esslöffel Ahornsirop

Richtungen

Bréngt d'Mëllech séier an engem déiwe Kasseroll. Huelt d'Hafer derbäi, deckt d'Pan an dréit d'Hëtzt op mëttelméisseg.

Salz, Muskat a Zimt derbäi. Fuert weider fir ongeféier 12 Minutten ze kachen, dacks réieren.

Läffel Mëschung an servéiert Platen; Top mat Feigen a Bananen; e puer Tropfen Ahornsirop op all Portioun addéieren a waarm servéieren. Gudden Appetit!

Nutty Müsli mat gedréchent Johannisbeeren

(Prett an ongeféier 25 Minutten | 12 servéiert)

Pro Portioun: Kalorien: 374; Fett: 19,1g; Kuelenhydrater: 43,2g; Protein: 10,5 g

Zutaten

1/2 Coupe Kokosnoss Ueleg

1/3 Coupe Ahornsirop

1 Teelöffel Vanillepaste

1/2 Teelöffel Buedem Kardamom

1 Teelöffel Buedem Kanéil

1/3 TL Himalaya Salz

4 Coupë vun al-äusgeleiert oats

1/2 Coupe Pecannoten, gehackt

1/2 Coupe Walnüsse, gehackt

1/4 Coupe Pepitas

1 Coupe gedréchent Johannisbeeren

Richtungen

Fänkt un andeems Dir Ären Ofen op 290 Grad F virhëtzt; e grousst Bakblech mat engem Stéck Pergamentpabeier beleeën.

Dann grëndlech de Kokosnossöl, Ahornsirop, Vanillepaste, Kardamom, Zimt an Himalaya Salz grëndlech vermëschen.

Lues a lues d'Hafer, Nëss a Somen derbäi; werfen fir gutt ze coatéieren.

Verdeelt d'Mëschung op de preparéierten Bakblech.

Bake am Zentrum vum Ofen, réieren hallef duerch Kachen, ongeféier 20 Minutten oder bis gëllenbraun.

Stir an déi gedréchent Johannisbeeren a léisst Är Granola komplett ofkillen ier se gespäichert ginn. Store an engem loftdichte Container.

Serve mat Äre Liiblingsplanz-baséiert Mëllech oder Joghurt. Gudden Appetit!

Uebst Zalot mat Zitroun Ginger Sirop

(Prett an ongeféier 10 Minutten + Ofkillungszäit | 4 servéiert)

Pro Portioun: Kalorien: 164; Fett: 0,5g; Kuelenhydrater: 42g; Protein: 1,4g

Zutaten

1/2 Coupe frësch Zitrounejus

1/4 Coupe Agave Sirop

1 Teelöffel frësche Ingwer, gerappt

1/2 Teelöffel Vanilleextrakt

1 Bananen, geschnidden

2 Tassen gemëschte Beeren

1 Coupe seedless Drauwe

2 Coupe Äppel, geschnidden a geschnidden

Richtungen

Bréngt den Zitrounejus, den Agavesirop an den Ingwer op mëttlerer Hëtzt op Kachen. Dann dréit d'Hëtzt op mëttelméisseg a simmer fir ongeféier 6 Minutten bis liicht verdickt.

Vun der Hëtzt erofhuelen a Vanilleextrakt réieren. Loosst et ofkillen.

Setzt d'Uebst an Déngschtbecher. Gidd déi gekillte Zooss iwwer d'Fruucht a servéiert gutt gekillt. Gudden Appetit!

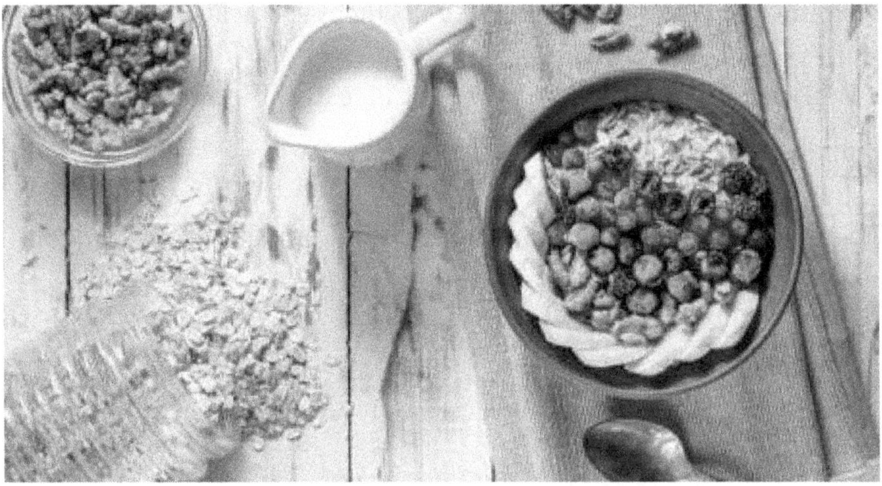

Flauscheg Banana Pancakes

(Bereet an ongeféier 25 Minutten | 4 servéiert)

Pro Portioun: Kalorien: 302; Fett: 15g; Kuelenhydrater: 37,2g; Protein: 7,1g

Zutaten

2 Esslöffel Buedem Leinsamen

1/2 Taass Haferflocken

1/2 Coupe Kokosnoss Miel

1/2 Coupe instant oats

1 Teelöffel Bakpulver

1/4 Teelöffel Kosher Salz

1/4 Teelöffel Buedem Kardamom

1/4 Teelöffel Buedem Kanéil

1/2 Teelöffel Kokosnossextrakt

1 Taass Bananen

2 Esslöffel Kokosnossueleg, bei Raumtemperatur

Richtungen

Fir de "Lein" Ee ze maachen, an enger klenger Mëschbecher, 2 Zoppeläffel Buedem Leinsamen mat 4 Zoppeläffel Waasser. Loosst et op d'mannst 15 Minutten sëtzen.

An enger Mëschbecher grëndlech d'Miel, d'Hafer, d'Bakpulver a d'Gewierzer grëndlech vermëschen. Dobäizemaachen der Leinsamen an d'Mass Bananen. Mix bis gutt integréiert.

Heizen 1/2 Esslöffel Kokosnossueleg an enger Bratpfanne iwwer mëttlerer Hëtzt. Läffel ongeféier 1/4 Coupe vum Teig an d'Sécherheet; Kachen Äre Pancake fir ongeféier 3 Minutten pro Säit.

Widderhuelen bis Dir aus dem Teig leeft. Serve mat Ärem Liiblingsbatter a genéisst!

Klassesch Franséisch Toast

(Bereet an ongeféier 20 Minutten | 2 servéiert)

Pro Portioun: Kalorien: 233; Fett: 6,5g; Kuelenhydrater: 35,5 g; Protein: 8,2g

Zutaten

1 Esslöffel Buedem Leinsamen

1 Taass Kokosnoss Mëllech

1/2 Teelöffel Vanillepaste

Eng Prise Mieresalz

Eng Prise geriwwe Muskat

1/2 Teelöffel Buedem Kanéil

1/4 Teelöffel Buedem Nelken

1 Esslöffel Agave Sirop

4 Scheiwen Brout

Richtungen

An enger Mëschbecher mëschen Leinsamen, Kokosnossmëllech, Vanille, Salz, Muskat, Zimt, Nelken an Agave Sirop gutt zesummen.

Taucht all Stéck Brout an d'Mëllechmëschung bis gutt op alle Säiten beschichtet ass.

Preheat en elektresche Grill op mëttlerer Hëtzt a liicht mat engem Nonstick Kachspray ze schmieren.

Bake all Scheck vum Brout op der virgehëtzter Bakblech fir ongeféier 3 Minutten pro Säit bis gëllenbraun.

Gudden Appetit!

Gebakene Brout mat Erdnussbotter a Gebeess

(Prett an ongeféier 20 Minutten | 3 Servéiert)

Pro Portioun: Kalorien: 293; Fett: 7,8g; Kuelenhydrater: 50,3g; Protein: 5,5g

Zutaten

1 Coupe Allzweck Miel

1/2 Teelöffel Bakpulver

1/2 Teelöffel Mieresalz

1 Teelöffel Kokosnosszucker

1/2 Coupe waarmt Waasser

3 Teelöffel Olivenueleg

3 Esslöffel Erdnussbotter

3 Esslöffel Hambierbéier

Richtungen

Mix d'Miel, Bakpulver, Salz an Zocker gréndlech. Waasser lues a lues derbäi, bis den Teig zesummegeet.

Deelen den Teig an dräi Kugelen; flaach all Ball fir Kreeser ze maachen.

Heizen 1 Teelöffel Olivenueleg an enger Bratpfanne iwwer mëttlerer Hëtzt. Bake déi éischt Brout fir ongeféier 9 Minutten oder bis gëllenbraun. Widderhuelen mat dem Rescht Ueleg an Teig.

Servéiert dat frittéiert Brout mat der Erdnussbotter a Himbeergebitt. Genéisst!

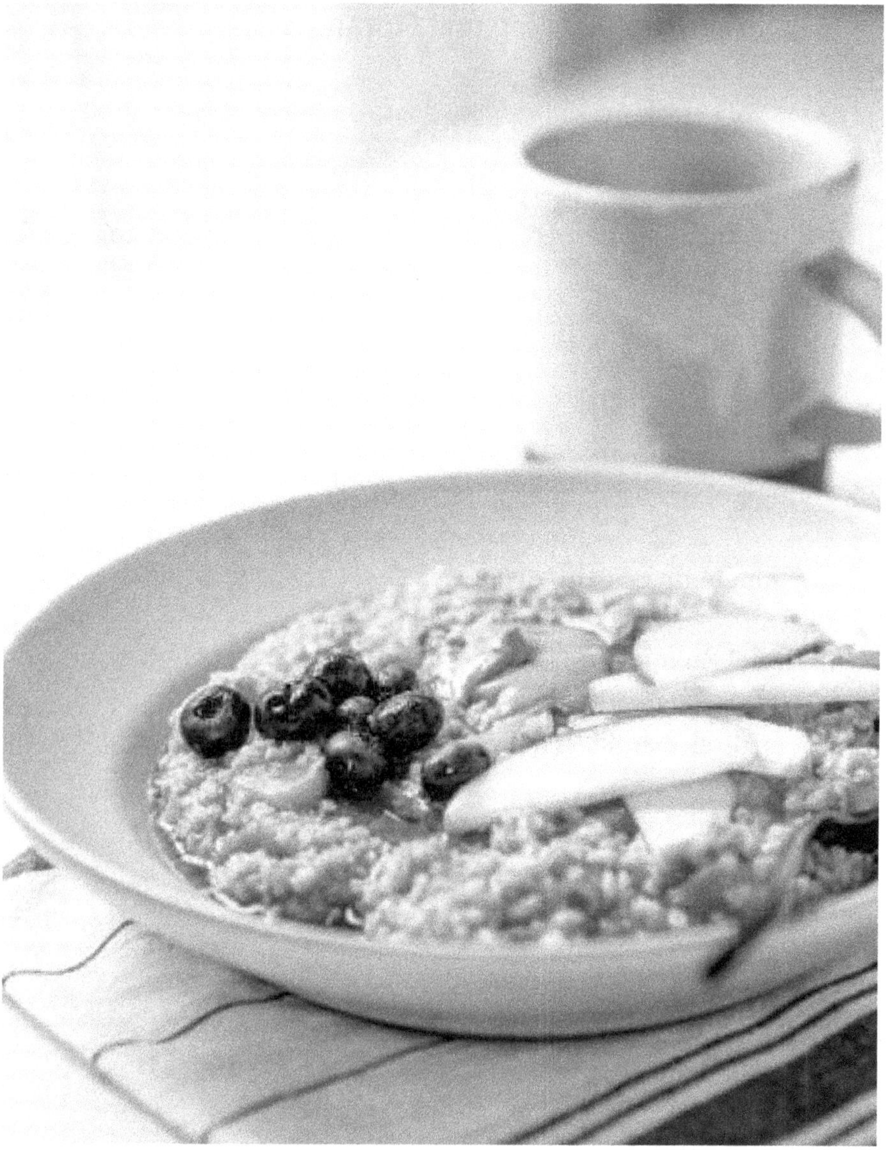

Ciabatta Broutpudding mat Sultanen

(Prett an ongeféier 2 Stonnen 10 Minutten | Servéiert 4)

Pro Portioun: Kalorien: 458; Fett: 10,4g; Kuelenhydrater: 81,3g; Protein: 11,4g

Zutaten

2 Coupë Kokosnoss Mëllech, net séiss

1/2 Coupe Agave Sirop

1 Esslöffel Kokosnossueleg

1/2 Teelöffel Vanille Essenz

1/2 Teelöffel Buedem Kardamom

1/4 Teelöffel Buedem Nelken

1/2 Teelöffel Buedem Kanéil

1/4 TL Himalaya Salz

3/4 Pound stierwen ciabatta Brout, cubed

1/2 Coupe Sultanen

Richtungen

An enger Mëschbecher kombinéieren d'Kokosnossmëllech, d'Agavesirop, d'Kokosnossueleg, d'Vanille, d'Kardamom, d'Buedem Nelken, d'Zëmt an d'Himalayan Salz.

Füügt d'Broutwierfelen an d'Custard-Mëschung a réieren fir gutt ze kombinéieren. Fëllt d'Sultanas an a loosst ongeféier 1 Stonn op engem Teller stoen.

Dann leet d'Mëschung an e liicht geölte Bakblech.

Bake am virgehëtzten Ofen bei 350 Grad F fir ongeféier 1 Stonn oder bis d'Spëtzt gëllenbraun ass.

Setzt d'Broutpudding op engem Drahtrack fir 10 Minutte virum Schnëtt a servéiert. Gudden Appetit!

Vegan Banh Mi

(Prett an ongeféier 35 Minutten | 4 servéiert)

Pro Portioun: Kalorien: 372; Fett: 21,9g; Kuelenhydrater: 29,5g; Protein: 17,6g

Zutaten

1/2 Coupe Reis Esseg

1/4 Coupe Waasser

1/4 Coupe wäiss Zocker

2 Karotten, geschnidden an 1/16 Zoll-décke Matchsticks

1/2 Coupe wäiss (Daikon) Rettich, geschnidden an 1/16 Zoll décke Matchsticks

1 wäiss Zwiebel, dënn geschnidden

2 Esslöffel Olivenueleg

12 Unze fest Tofu, a Sträifen geschnidden

1/4 Coupe vegan Mayonnaise

1 ½ Esslöffel Sojazooss

2 Knuewelek, gehackt

1/4 Coupe frësch Petersilie, gehackt

Kosher Salz a Buedem schwaarz Peffer, fir ze schmaachen

2 Standard franséisch Baguette, a Véierel geschnidden

4 Esslöffel frësche Koriander, fein gehackt

4 Zitrounejus

Richtungen

Bréngt de Reis Esseg, Waasser an Zocker zu engem Kachen a réieren bis den Zocker opgeléist ass, ongeféier 1 Minutt. Loosst et ofkillen.

Gitt d'gekillte Essegmëschung iwwer d'Muert, Rettich an Zwiebel; d'Geméis op d'mannst 30 Minutten marinéieren loossen.

Wärend d'Geméis marinéiert, Hëtzt den Olivenueleg an enger Bratpfanne iwwer mëttlerer Hëtzt. Wann den Tofu waarm ass, füügt den Tofu a kachen fir 8 Minutten, heiansdo réieren fir e souguer Kachen ze förderen.

Als nächst kombinéieren de Mayo, Sojazooss, Knuewel, Petersilie, Salz a Buedem schwaarze Peffer an enger klenger Schossel.

All Stéck Baguette an der Halschent Längt schneiden. Dann d'Baguette-Hälschent ënnert dem virgehëtzten Grill fir ongeféier 3 Minutten frittéieren.

Fir d'Banh mi Sandwichen ze montéieren, verdeelt all Halschent vun der geréischter Baguette mat der Mayonnaise-Mëschung; fëllt den Huelraum vun der ënneschter Halschent vum Brout mat de frittéierte Tofustécker, marinéierte Geméis a Korianderblieder.

Schliisslech dréckt d'Kallekeile iwwer d'Fëllung an iwwerdeckt mat der anerer Halschent vum Baguette. Gudden Appetit!

Moien Nëss Muffins Haferflocken

(Prett an ongeféier 30 Minutten | 9 servéiert)

Pro Portioun: Kalorien: 192; Fett: 6g; Kuelenhydrater: 30,5 g; Protein: 5,6g

Zutaten

1 ½ Taass Haferflocken

1/2 Coupe gerappte Kokosnoss, net séiss

3/4 Tsp Bakpulver

1/4 Teelöffel Salz

1/4 Teelöffel Vanilleextrakt

1/4 Teelöffel Kokosnossextrakt

1/4 Teelöffel gerappte Muskat

1/2 Teelöffel Kardamom

3/4 Coupe Kokosnoss Mëllech

1/3 Coupe Konserven Kürbis

1/4 Coupe Agave Sirop

1/4 Coupe gëllene Rosinen

1/4 Coupe pecans, gehackt

Richtungen

Fänkt un mat Ärem Ofen op 360 Grad F. Spritzt eng Muffinform mat engem Nonstick Ueleg.

An enger Mëschbecher grëndlech all Zutaten ausser Rosinen a Pecane grëndlech mëschen.

Klappt d'Rosinen an d'Pecannoten an a schrauwen de Teig an d'preparéiert Muffinform.

Bake Är Muffins fir ongeféier 25 Minutten oder bis d'Spëtzt gesat ass. Gudden Appetit!

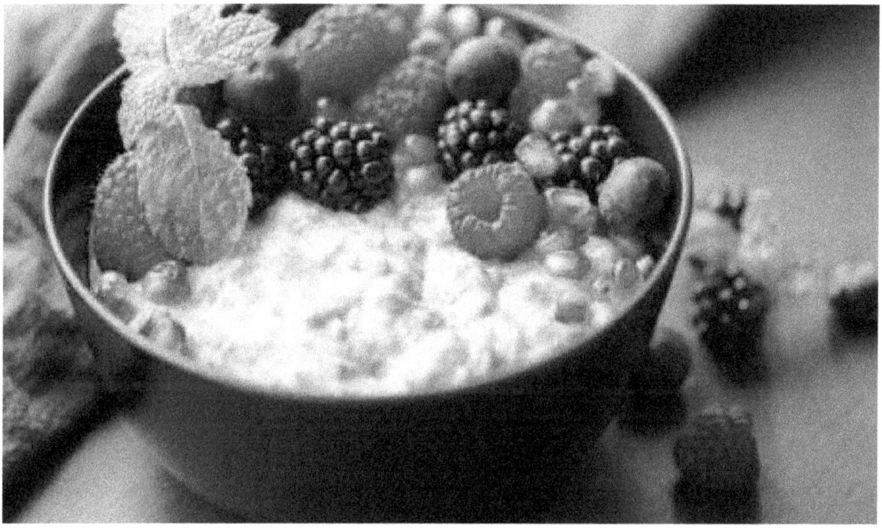

Himbeer a Chia Smoothie Schossel

(Prett an ongeféier 10 Minutten | 2 Servéiert)

Pro Portioun: Kalorien: 442; Fett: 10,9g; Kuelenhydrater: 85g; Protein: 9,6g

Zutaten

1 Taass Kokosnoss Mëllech

2 kleng Bananen, geschält

1 ½ Tassen Hambieren, frësch oder gefruer

2 Datumen, pitted

1 Esslöffel Kokosnossflakken

1 Esslöffel Pepitas

2 Esslöffel Chia Somen

Richtungen

Mix d'Kokosnossmëllech mat de Bananen, Hambieren an Datumen an Ärem Mixer oder Liewensmëttelprozessor.

Veraarbecht bis cremeg a glat. Deelt de Smoothie tëscht zwee Schësselcher.

Sprëtzen all Smoothie Schossel mat de Kokosnossflakken, Pepitas a Chia Somen. Gudden Appetit!

Mueres Hafer mat Nëss a Kréichelen

(Prett an ongeféier 10 Minutten | 2 Servéiert)

Pro Portioun: Kalorien: 442; Fett: 10,9g; Kuelenhydrater: 85g; Protein: 9,6g

Zutaten

1 Taass Waasser

1 ½ Tassen Hafermëllech

1 ½ Taass Haferflocken

Eng Prise Salz

Eng Prise geriwwe Muskat

1/4 Teelöffel Kardamom

1 Handvoll Nëss, grëndlech gehackt

4 Esslöffel gedréchent Johannisbeeren

Richtungen

Bréngt d'Waasser an d'Mëllech an enger déif Pan ze kachen. Huelt d'Hafer derbäi, deckt d'Pan an dréit d'Hëtzt op mëttelméisseg.

Salz, Muskat a Kardamom dobäi ginn. Fuert weider fir ongeféier 12 bis 13 Minutten ze kachen, heiansdo réieren.

Läffel Mëschung an servéiert Platen; Top mat Nëss a Kréichelen. Gudden Appetit!

Klassesch Applesauce Pancakes mat Kokosnoss

(Prett an ongeféier 50 Minutten | 8 servéiert)

Pro Portioun: Kalorien: 208; Fett: 8g; Kuelenhydrater: 33,2g; Protein: 3,6g

Zutaten

1 ¼ Coupe ganz Weess Miel

1 Teelöffel Bakpulver

1/4 Teelöffel Mier Salz

1/2 Teelöffel Kokosnosszucker

1/4 Teelöffel Buedem Nelken

1/4 Teelöffel Buedem Kardamom

1/2 Teelöffel Buedem Kanéil

3/4 Coupe Hafer Mëllech

1/2 Coupe Äppel, net séiss

2 Esslöffel Kokosnossueleg

8 Esslöffel Kokosnoss, gerappt

8 Esslöffel pure Ahornsirop

Richtungen

An enger Mëschbecher grëndlech d'Miel, d'Bakpulver, d'Salz, den Zocker a d'Gewierzer grëndlech vermëschen. Lues a lues d'Mëllech an d'Äppel dobäi ginn.

Hëtzt eng Bratpfanne iwwer mëttlerer Hëtzt a füügt eng kleng Quantitéit Kokosnossöl.

Wann et waarm ass, gitt de Teig an d'Pan. Kachen fir ongeféier 3 Minutten bis Blasen bilden; dréit et ëm a kachen déi aner Säit fir eng weider 3 Minutten bis den Ënnersäit brong ass. Widderhuelen mat dem Rescht Ueleg a Batter.

Serve mat gerappte Kokosnoss an Ahornsirop. Gudden Appetit!

Kanéil Banana Franséisch Toast

(Fäerdeg an ongeféier 25 Minutten | Servéiert 3)

Pro Portioun: Kalorien: 278; Fett: 2,9g; Kuelenhydrater: 59g; Protein: 6,6g

Zutaten

1/3 Coupe Kokosnoss Mëllech

1/2 Coupe Bananen, gemëscht

2 Esslöffel Besan (Chickpea Miel)

1/2 Teelöffel Bakpulver

1/2 Teelöffel Vanillepaste

Eng Prise Mieresalz

1 Esslöffel Agave Sirop

1/2 Teelöffel Buedem allspice

Eng Prise geriwwe Muskat

6 Scheiwen Dag-ale Sauerdeeg Brout

2 Bananen, geschnidden

2 Esslöffel brong Zocker

1 Teelöffel Buedem Kanéil

Richtungen

Fir de Batter ze preparéieren, mëschen d'Kokosnossmëllech, d'Pürze Bananen, d'Besan, d'Bakpulver, d'Vanille, d'Salz, d'Agave Sirop, de Piment an de Muskat.

Taucht all Stéck Brout am Teig bis gutt op alle Säiten beschichtet ass.

Preheat en elektresche Grill op mëttlerer Hëtzt a liicht mat engem Nonstick Kachspray ze schmieren.

Bake all Scheck vum Brout op der virgehëtzter Bakblech fir ongeféier 3 Minutten pro Säit bis gëllenbraun.

Garnéiert de Franséisch Toast mat de Bananen, brong Zucker an Zimt. Gudden Appetit!

Traditionell indesche Roti

(Prett an ongeféier 30 Minutten / Servéiert 5)

Pro Portioun: Kalorien: 413; Fett: 26g; Kuelenhydrater: 38,1g; Protein: 5,6g

Zutaten

2 Tassen Brout Miel

1 Teelöffel Bakpulver

1/2 Teelöffel Salz

3/4 waarm Waasser

1 Coupe Geméis Ueleg, fir ze frittéieren

Richtungen

Mix d'Miel, Bakpulver a Salz grëndlech an enger Mëschbecher. Waasser lues a lues derbäi, bis den Teig zesummegeet.

Deelen den Teig a fënnef Kugelen; flaach all Ball fir Kreeser ze maachen.

Heizen den Olivenueleg an enger Bratpfanne iwwer mëttlerer Hëtzt. Bake déi éischt Brout, dréit et ëm, fir souguer ze kachen; bake fir ongeféier 10 Minutten oder bis gëllenbraun.

Widderhuelen mat dem reschtlechen Teig. Transfert all Roti op eng Pabeierhandtuch-gezeechent Plack fir d'iwwerschësseg Ueleg ze drainéieren.

Gudden Appetit!

Schockela Chia Pudding

(Prett an ongeféier 10 Minutten + Ofkillungszäit | 4 servéiert)

Pro Portioun: Kalorien: 346; Fett: 26,7g; Kuelenhydrater: 28,1g; Protein: 5,5g

Zutaten

4 Esslöffel ongesüßte Kakaopulver

4 Esslöffel Ahornsirop

1 2/3 Coupë Kokosnoss Mëllech

Eng Prise geriwwe Muskat

Eng Prise vu Buedem Nelken

1/2 Teelöffel Buedem Kanéil

1/2 Coupe Chia Somen

Richtungen

Huelt de Kakaopulver, Ahornsirop, Mëllech a Gewierzer an eng Schossel a réieren bis gutt integréiert ass.

Füügt d'Chia Somen a réieren erëm fir gutt ze kombinéieren. Läffel d'Mëschung a véier Gläser, iwwerdeckt an iwwer Nuecht am Frigo.

Um Dag selwer réieren mat engem Läffel a servéieren. Gudden Appetit!

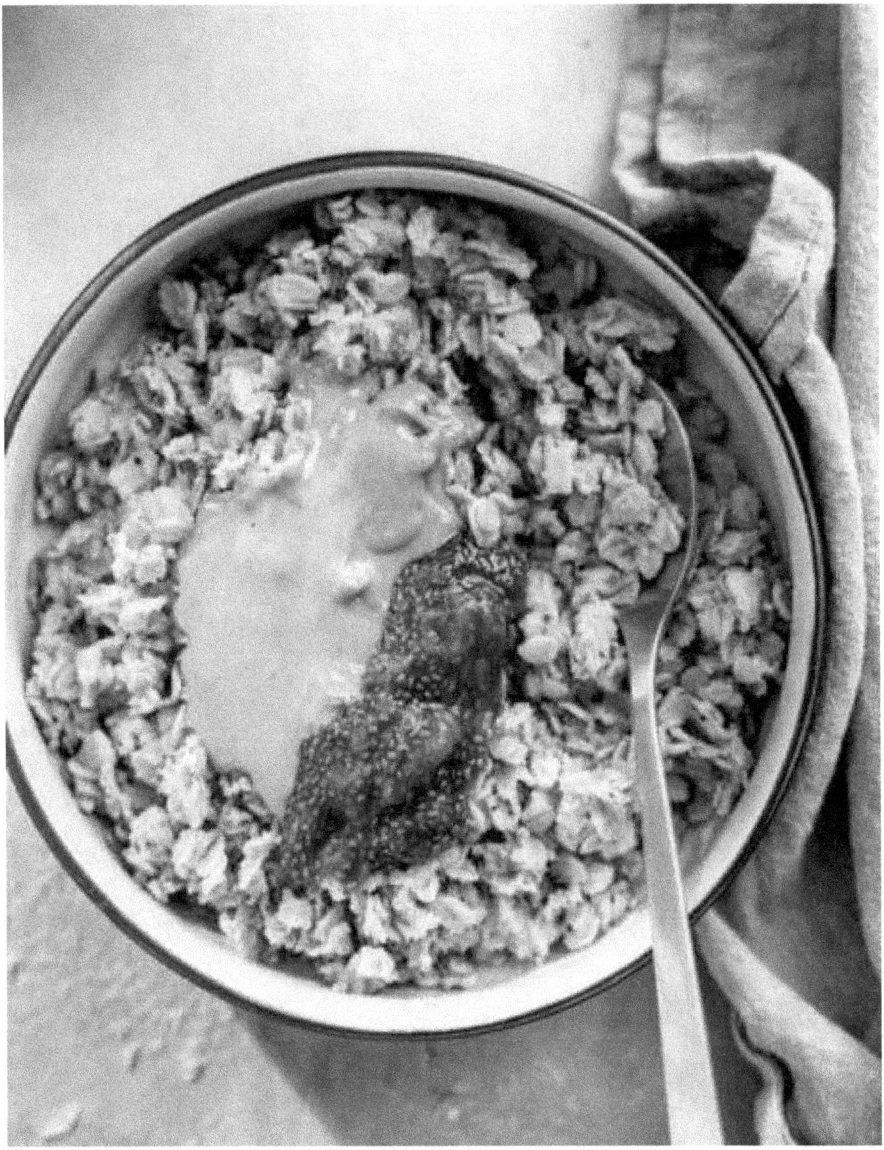

Einfach Moien Polenta

(Bereet an ongeféier 20 Minutten | 2 servéiert)

Pro Portioun: Kalorien: 306; Fett: 16g; Kuelenhydrater: 32,4g; Protein: 7,7g

Zutaten

2 Tassen Geméis Bouillon

1/2 Coupe Mais

1/2 Teelöffel Mieresalz

1/4 Teelöffel Buedem schwaarz Peffer, fir ze schmaachen

1/4 Teelöffel rout Peffer Flakelen, zerquetscht

2 Esslöffel Olivenueleg

Richtungen

Bréngt d'Geméisbouillon zu engem Kachen an engem mëttleren Kasseroll iwwer mëttlerer Hëtzt. Elo addéiere mer d'Maismeal a fuert weider fir Klumpen ze vermeiden.

Saison mat Salz, schwaarz Peffer a roude Peffer.

D'Hëtzt reduzéieren bis et kachen. Fuert weider ze simmeren, dacks rëselt, fir ongeféier 18 Minutten, bis d'Mëschung verdickt ass.

Gitt elo den Olivenueleg an e Kasseroll a réieren fir gutt ze kombinéieren. Gudden Appetit!

Zwiebel a Peffer Omelett

(Prett an ongeféier 15 Minutten | 2 servéiert)

Pro Portioun: Kalorien: 269; Fett: 17g; Kuelenhydrater: 22,4g; Protein: 8,1g

Zutaten

2 Esslöffel Olivenueleg

3 Fréijoerszwebel, gehackt

2 Paprika, geschnidden

6 Esslöffel Besan (Chickpea Miel)

10 Esslöffel Reis Mëllech, ongesüßt

Kala Namak Salz a Buedem schwaarz Peffer, fir ze schmaachen

1/3 Teelöffel roude Peffer Flakelen

2 Esslöffel frësch italienesch Petersilie, gehackt

Richtungen

Den Olivenueleg an enger Bratpfanne iwwer mëttlerer Hëtzt erwiermen. Eemol hei waarm, frittéiert d'Schëlleren a Pfeffer fir ongeféier 3 Minutten bis se erweicht an aromatesch sinn.

Mëttlerweil schloen d'Kicheerbëss Miel mat der Mëllech, Salz, schwaarze Peffer a roude Pefferflakken.

Dann gitt d'Mëschung an d'Pan.

Kachen fir ongeféier 4 Minutten. Maacht et ëm a kachen fir weider 3 bis 4 Minutten bis gekacht. Serve mat frëscher Petersilie. Gudden Appetit!

Klassesch Tofu Scramble

(Prett an ongeféier 15 Minutten | 2 servéiert)

Pro Portioun: Kalorien: 202; Fett: 14,3g; Kuelenhydrater: 7,5g; Protein: 14,6g

Zutaten

1 Esslöffel Olivenueleg

6 Unzen extra-fest Tofu, gedréckt a zerbriechen

1 Coupe Puppelchen Spinat

Mier Salz a Buedem schwaarz Peffer fir ze schmaachen

1/2 Teelöffel Kurkuma Pudder

1/4 Teelöffel Kuminpulver

1/2 Teelöffel Knuewelekpulver

1 Handvoll frësche Schnéi, gehackt

Richtungen

Den Olivenueleg an enger Bratpfanne iwwer mëttlerer Hëtzt erwiermen. Wann et waarm ass, fügen Se den Tofu a kachen fir 8 Minutten, heiansdo réieren fir e souguer Kachen ze förderen.

Füügt d'Spinat an d'Aromaten derbäi a kachen fir eng weider 1 bis 2 Minutten.

Garnéiert mat frëschem Schnéi a servéiert waarm. Gudden Appetit!

Swirl Bowl mat gemëschte Beeren a Mandelbotter

(Prett an ongeféier 10 Minutten | 3 Servéiert)

Pro Portioun: Kalorien: 397; Fett: 16,3g; Kuelenhydrater: 48,5g; Protein: 19,6g

Zutaten

1 ½ Tassen Mandel Mëllech

2 kleng Bananen

2 Coupe gemëscht Beeren, frësch oder gefruer

3 Datumen, pitted

3 Läffelen Hanf Proteinpulver

3 Esslöffel mëll Mandelbotter

2 Esslöffel Pepitas

Richtungen

Mix d'Mandelmëllech mat de Bananen, Beeren an Datumen an Ärem Mixer oder Liewensmëttelprozessor.

Prozess bis gutt gemëscht. Deelt de Smoothie tëscht dräi Schësselcher.

Top all Smoothie Schossel mat Mandelbotter a benotzt e Bottermesser fir d'Mandelbotter an d'Spëtzt vun all Smoothie Schossel ze dréinen.

Da garnéiert all Smoothie Schossel mat Pepitas, servéiert gutt gekillt a genéisst!

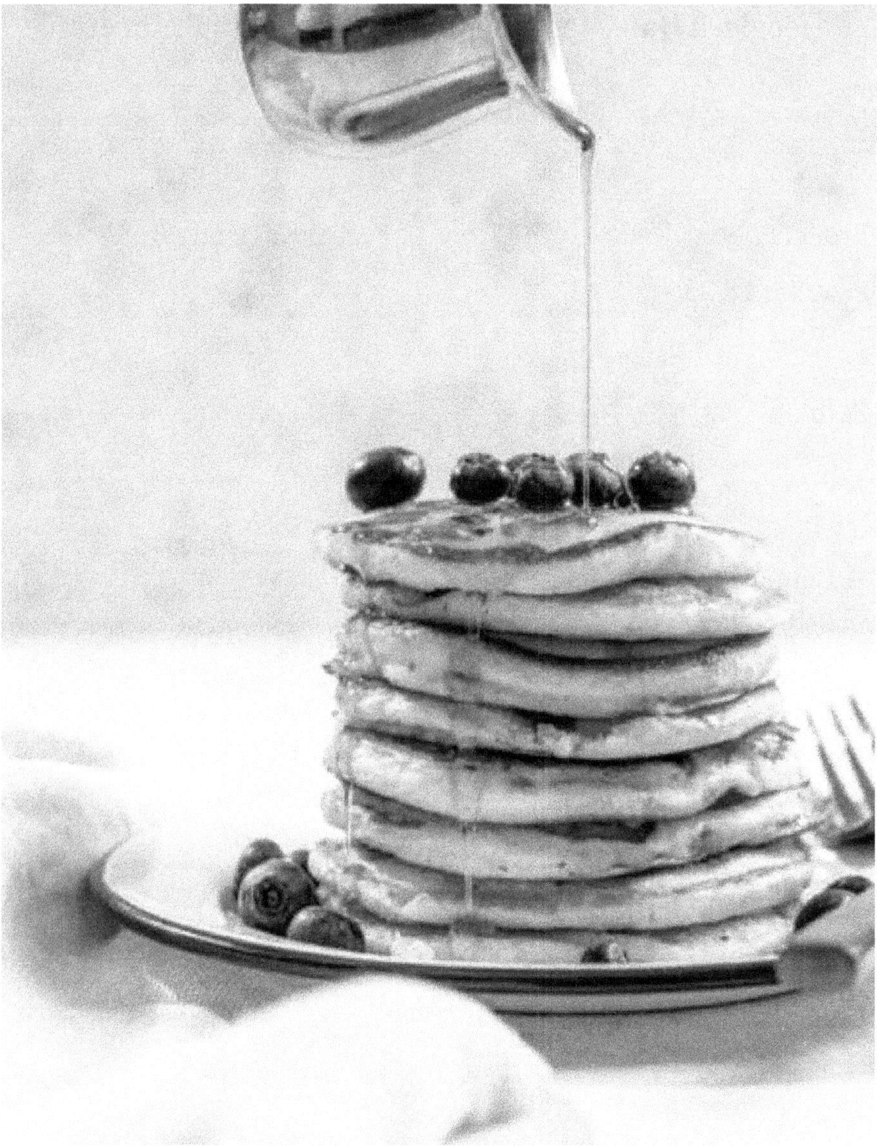

Deeglech Haferflocken Mat Kokosnoss An Erdbeeren

(Prett an ongeféier 15 Minutten | 2servéiert)

Pro Portioun: Kalorien: 457; Fett: 14,4g; Kuelenhydrater: 66,3g; Protein: 17,3g

Zutaten

1/2 Esslöffel Kokosnossueleg

1 Coupe gerullt Hafer

Eng Prise vu flaache Mieresalz

1/8 Tsp geriwwe Muskat

1/4 Teelöffel Kardamom

1 Esslöffel Kokosnosszucker

1 Coupe Kokosnoss Mëllech, séiss

1 Taass Waasser

2 Esslöffel Kokosnossflakken

4 Esslöffel frësche Erdbeeren

Richtungen

Schmelzen de Kokosnossueleg an enger Pan iwwer mëttlerer Hëtzt. Dann Toast d'Hafermehl fir ongeféier 3 Minutten, dauernd réieren.

D'Salz, Muskat, Kardamom, Kokosnosszucker, Mëllech a Waasser addéieren; weider fir weider 12 Minutten ze kachen oder bis gekacht.

Läffel Mëschung an servéiert Platen; Top mat Kokosnossflakken a frësche Erdbeeren. Gudden Appetit!

Déi bescht Schockela Müsli jee

(Prett an ongeféier 1 Stonn | Servéiert 10)

Pro Portioun: Kalorien: 428; Fett: 23,4g; Kuelenhydrater: 46,4g; Protein: 11,3g

Zutaten

1/2 Coupe Kokosnoss Ueleg

1/2 Coupe Agave Sirop

1 Teelöffel Vanillepaste

3 Tassen Haferflocken

1/2 Coupe Haselnëss, gehackt

1/2 Coupe Kürbiskerne

1/2 Teelöffel Buedem Kardamom

1 Teelöffel Buedem Kanéil

1/4 Teelöffel Buedem Nelken

1 Teelöffel Himalaya Salz

1/2 Coupe donkel Schockela, a Stécker geschnidden

Richtungen

Fänkt un andeems Dir Ären Ofen op 260 Grad F virhëtzt; zwee geräifte Bakblech mat engem Stéck Pergamentpabeier beleeën.

Dann grëndlech d'Kokosnossueleg, d'Agavesirop an d'Vanille an enger Mëschbecher vermëschen.

Lues a lues d'Hafer, d'Haselnüsse, d'Kürbiskerne an d'Gewierzer derbäi; werfen fir gutt ze coatéieren. Verdeelt d'Mëschung op déi preparéiert Bakblech.

Bake am Zentrum vum Ofen, hallef duerch Kachen, ongeféier 1 Stonn oder bis gëllenbraun.

Stir an der donkeler Schockela a léisst Är Granola komplett ofkillen ier se gespäichert gëtt. Store an engem loftdichte Container.

Gudden Appetit!

Hierscht Kürbis Baken Pies

(Prett an ongeféier 30 Minutten | Servéiert 4)

Pro Portioun: Kalorien: 198; Fett: 9,4g; Kuelenhydrater: 24,5g; Protein: 5,2g

Zutaten

1/2 Taass Haferflocken

1/2 Coupe ganz Weess wäiss Miel

1 Teelöffel Bakpulver

1/4 TL Himalaya Salz

1 Teelöffel Zocker

1/2 Teelöffel Buedem allspice

1/2 Teelöffel Buedem Kanéil

1/2 Tsp kristalliséierte Ingwer

1 Teelöffel Zitrounejus, frësch gepresst

1/2 Coupe Mandel Mëllech

1/2 Coupe Kürbis puree

2 Esslöffel Kokosnossueleg

Richtungen

An enger Mëschbecher grëndlech d'Miel, d'Bakpulver, d'Salz, den Zocker a d'Gewierzer grëndlech vermëschen. Lues a lues der Zitrounejus, Mëllech a Kürbispurée derbäi.

Heizen en elektresche Grill iwwer mëttlerer Hëtzt a beschicht et liicht mat Kokosnossueleg.

Bake Äre Kuch fir ongeféier 3 Minutten bis Bubbles bilden; dréit et ëm a kachen déi aner Säit fir eng weider 3 Minutten bis den Ënnersäit brong ass.

Widderhuelen mat dem Rescht Ueleg a Batter. Serve mat Zimtzucker gesprëtzt wann Dir wëllt. Gudden Appetit!

Englesch Muffins Mat Tofu

(Fäerdeg an ongeféier 15 Minutten | Servéiert 4)

Pro Portioun: Kalorien: 452; Fett: 24,3g; Kuelenhydrater: 38g; Protein: 25,6g

Zutaten

2 Esslöffel Olivenueleg

16 Unzen extra fest Tofu

1 Esslöffel Ernärungshefe

1/4 Teelöffel Kurkuma Pudder

2 Handvoll frësch Kale, gehackt

Kosher Salz a Buedem schwaarz Peffer, fir ze schmaachen

4 Englesch Muffins, halbéiert

4 Esslöffel Ketchup

4 Scheiwen vegan Kéis

Richtungen

Den Olivenueleg an enger Bratpfanne iwwer mëttlerer Hëtzt erwiermen. Wann et waarm ass, fügen Se den Tofu a kachen fir 8 Minutten, heiansdo réieren fir e souguer Kachen ze förderen.

Füügt d'Ernärungsheef, d'Kurkuma an d'Kuel a kachen fir eng weider 2 Minutten oder bis d'Kale verschwonnen ass. Saison mat Salz a Peffer.

Mëttlerweil, Toast déi englesch Muffins bis knusprech.

Fir d'Sandwichen ze montéieren, verbreet déi ënnescht Hälschent vun den englesche Muffins mat Ketchup; Top hinnen mat der Tofu Mëschung a vegan Kéis; leeën d'Brout-Topper drop, d'Brout zoumaachen a waarm servéieren.

Gudden Appetit!

Kanéil Semolina Porridge

(Prett an ongeféier 20 Minutten | 3 Servéiert)

Pro Portioun: Kalorien: 491; Fett: 13,2g; Kuelenhydrater: 76g; Protein: 16,6g

Zutaten

3 Tassen Mandel Mëllech

3 Esslöffel Ahornsirop

3 Teelöffel Kokosnossueleg

1/4 Teelöffel Kosher Salz

1/2 Teelöffel Buedem Kanéil

1 ¼ Coupe Semolina

Richtungen

Heizen d'Mandelmëllech, Ahornsirop, Kokosnossueleg, Salz an Zimt an engem Kasseroll iwwer mëttlerer Hëtzt.

Wann et waarm ass, lues a lues an d'Semolina réieren. Bréngt d'Feier op e Kachen a kachen weider bis de Porridge déi gewënscht Konsistenz erreecht huet.

Garnéiert mat Äre Lieblingsstécker a servéiert waarm. Gudden Appetit!

Decadent Applesauce Franséisch Toast

(Prett an ongeféier 15 Minutten | Portiounen 1)

Pro Portioun: Kalorien: 333; Fett: 16,9g; Kuelenhydrater: 40,3g; Protein: 5,6g

Zutaten

1/4 Coupe Hafermëllech, séiss

2 Esslöffel Äppel, séiss

1/2 Teelöffel Vanillepaste

Eng Prise Salz

Eng Prise geriwwe Muskat

1/4 Teelöffel Buedem Nelken

1/4 Teelöffel Buedem Kanéil

2 Scheiwen rustikal Dag-ale Brout

1 Esslöffel Kokosnossueleg

1 Esslöffel Ahornsirop

Richtungen

An enger Mëschbecher mëschen d'Hafermilch, Äppel, Vanille, Salz, Muskat, Nelken an Zimt zesummen.

Taucht all Scheiwen Brout an der Kéismëschung bis gutt op alle Säiten beschichtet ass.

Hëtzt de Kokosnossueleg an enger Bratpfanne iwwer mëttlerer Hëtzt. Fritt fir ongeféier 3 Minutten op all Säit, bis gëllenbraun.

Dréckt de Franséisch Toast mat Ahornsirop a servéiert direkt.

Gudden Appetit!

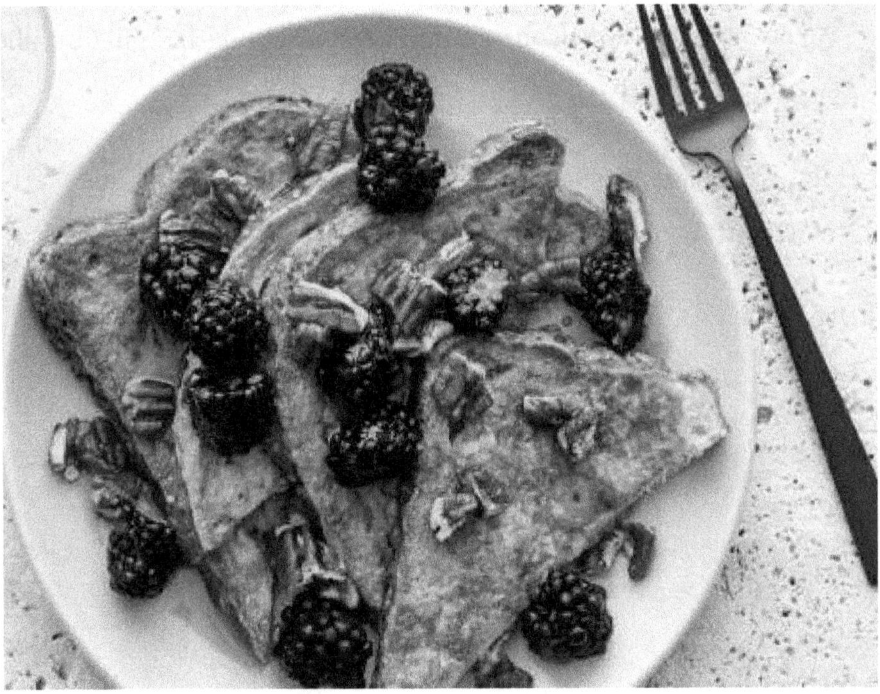

Nutty Moien Brout Pudding

(Fäerdeg an ongeféier 2 Stonnen 10 Minutten | Servéiert 6)

Pro Portioun: Kalorien: 463; Fett: 6,2g; Kuelenhydrater: 83g; Protein: 11,4g

Zutaten

1 ½ Tassen Mandel Mëllech

1/2 Coupe Ahornsirop

2 Esslöffel Mandelbotter

1/2 Teelöffel Vanilleextrakt

1/2 Teelöffel Mandelextrakt

1/2 Teelöffel Buedem Kanéil

1/2 Teelöffel Buedem Nelken

1/3 Teelöffel Kosher Salz

1/2 Coupe Mandelen, gréndlech gehackt

4 Coupe Dag-ale wäiss Brout, cubed

Richtungen

An enger Mëschbecher kombinéieren d'Mandelmilch, Ahornsirop, Mandelbotter, Vanilleextrakt, Mandelextrakt a Gewierzer.

Füügt d'Broutwierfelen an d'Custard-Mëschung a réieren fir gutt ze kombinéieren. Fold d'Mandelen an a loosst se ongeféier 1 Stonn raschten.

Dann leet d'Mëschung an e liicht geölte Bakblech.

Bake am virgehëtzten Ofen bei 350 Grad F fir ongeféier 1 Stonn oder bis d'Spëtzt gëllenbraun ass.

Setzt d'Broutpudding op engem Drahtrack fir 10 Minutte virum Schnëtt a servéiert. Gudden Appetit!

Omelette mat Champignonen a Paprika

(Prett an ongeféier 30 Minutten | Servéiert 4)

Pro Portioun: Kalorien: 390; Fett: 26,2g; Kuelenhydrater: 22,4g; Protein: 22,1g

Zutaten

4 Esslöffel Olivenueleg

1 roude Zwiebel, fein gehackt

1 roude Paprika, geschnidden

1 Teelöffel Knuewelek, gehackt

1 Pond Champignonen, geschnidden

Mier Salz a Buedem schwaarz Peffer, fir ze schmaachen

1/2 Teelöffel gedréchent Oregano

1/2 Teelöffel gedréchent Dill

16 Eeërbecher Tofu, drainért a zerstéiert

2 Esslöffel Ernärungshefe

1/2 Teelöffel Kurkuma Pudder

4 Esslöffel Maisstärke

1/3 Coupe Hafermëllech, net séiss

Richtungen

Heizen 2 Esslöffel Olivenueleg an enger Nonstick Pan iwwer mëttlerer Hëtzt. Da kachen d'Zwiebel a Paprika fir ongeféier 4 Minutten bis mëll a parfüméierter.

Füügt de Knuewel an d'Pilze a kachen fir eng weider 2 bis 3 Minutten oder bis aromatesch. Mat Salz, schwaarze Peffer, Oregano an Dill würzen. Fir ze buchen.

Mix den Tofu, Ernährungshefflakelen, Kurkumapulver, Maisstärke a Mëllech an Ärem Mixer oder Liewensmëttelprozessor. Prozess bis Dir eng glat an eenheetlech Paste hutt.

An der selwechter Bratpfanne, Hëtzt 1 Esslöffel Olivenueleg bis sizzling. Gitt 1/2 vun der Tofu-Mëschung an a verbreet mat engem Spatel.

Kachen fir ongeféier 6 Minutten oder bis gekacht; ëmdréinen an nach 3 Minutten kachen. Rutsch d'Omelette op eng Déngschtplack.

Läffel 1/2 vun der Champignonfüllung iwwer d'Halschent vun der Omelette. Fold déi ongefëllte Halschent vum Omelet iwwer d'Fëllung.

Widderhuelen mat engem aneren Omelet. Schneide se an d'Halschent a servéiere waarm. Gudden Appetit!

Frosty Hanf a Blackberry Smoothie Bowl

(Prett an ongeféier 10 Minutten | 2 Servéiert)

Pro Portioun: Kalorien: 362; Fett: 9,1g; Kuelenhydrater: 52,1g; Protein: 22,1g

Zutaten

2 Esslöffel Hanf Samen

1/2 Coupe Kokosnoss Mëllech

1 Taass Kokosnoss Joghurt

1 Coupe Bromberen, gefruer

2 kleng Bananen, gefruer

4 Esslöffel Granola

Richtungen

Mix all d'Ingredienten an Ärem Mixer, probéiert d'Flëssegkeeten um Buedem vum Mixer ze halen fir d'Fruucht ze briechen.

Deelt Äre Smoothie tëscht Déngschtbecher.

Garnéiert all Schossel mat Granola an zousätzlech gefruerene Beeren, wann Dir wëllt. Serve direkt!

Oats Stol geschnidden Schockela a Walnüsse

(Prett an ongeféier 30 Minutten | Servéiert 3)

Pro Portioun: Kalorien: 452; Fett: 18,1g; Kuelenhydrater: 67g; Protein: 11 g

Zutaten

2 Tassen Hafermëllech

1/3 Coupe Stahl-geschnidden Hafer

1 Esslöffel Kokosnossueleg

1/4 Coupe Kokosnoss Zocker

Eng Prise geriwwe Muskat

Eng Prise vu flaache Mieresalz

1/4 Teelöffel Zimtpulver

1/4 Teelöffel Vanilleextrakt

4 Esslöffel Kakaopulver

1/3 Coupe Englesch Walnusshalschen

4 Esslöffel Schockela Chips

Richtungen

Bréngt d'Hafermëllech an d'Hafer op mëttlerer Hëtzt zum Kachen. Dann d'Hëtzt op niddereg erofsetzen an d'Kokosnossöl, Zocker a Gewierzer derbäi; loosst et fir ongeféier 25 Minutten kachen, dacks réieren.

Kakaopulver derbäisetzen an nach 3 Minutten kachen.

Läffel den Haferflocken an Déngschtbecher. Top all Schossel mat de Walnusshälften a Schockela Chips.

Gudden Appetit!

Buckwheat Porridge Mat Äppel a Mandelen

(Prett an ongeféier 20 Minutten | 3 Servéiert)

Pro Portioun: Kalorien: 377; Fett: 8,8g; Kuelenhydrater: 70 g; Protein: 10,6g

Zutaten

1 Coupe Buckwheat Groats, geréischtert

3/4 Taass Waasser

1 Taass Reis Mëllech

1/4 Teelöffel Mier Salz

3 Esslöffel Agave Sirop

1 Coupe Äppel, geschnidden a geschnidden

3 Esslöffel Mandelen, geschnidden

2 Esslöffel Kokosnossflakken

2 Esslöffel Hanf Samen

Richtungen

Bréngt d'Buckwheat-Grouss, d'Waasser, d'Mëllech an d'Salz an engem Kasseroll zum Kachen. Bréngt d'Feier direkt op Kachen; simmer fir ongeféier 13 Minutten bis mëll.

Am Agave Sirop réieren. Deelt de Porridge tëscht dräi Portiounsschüle.

Garnéiert all Portioun mat den Äppel, Mandelen, Kokosnoss an Hanf Somen. Gudden Appetit!

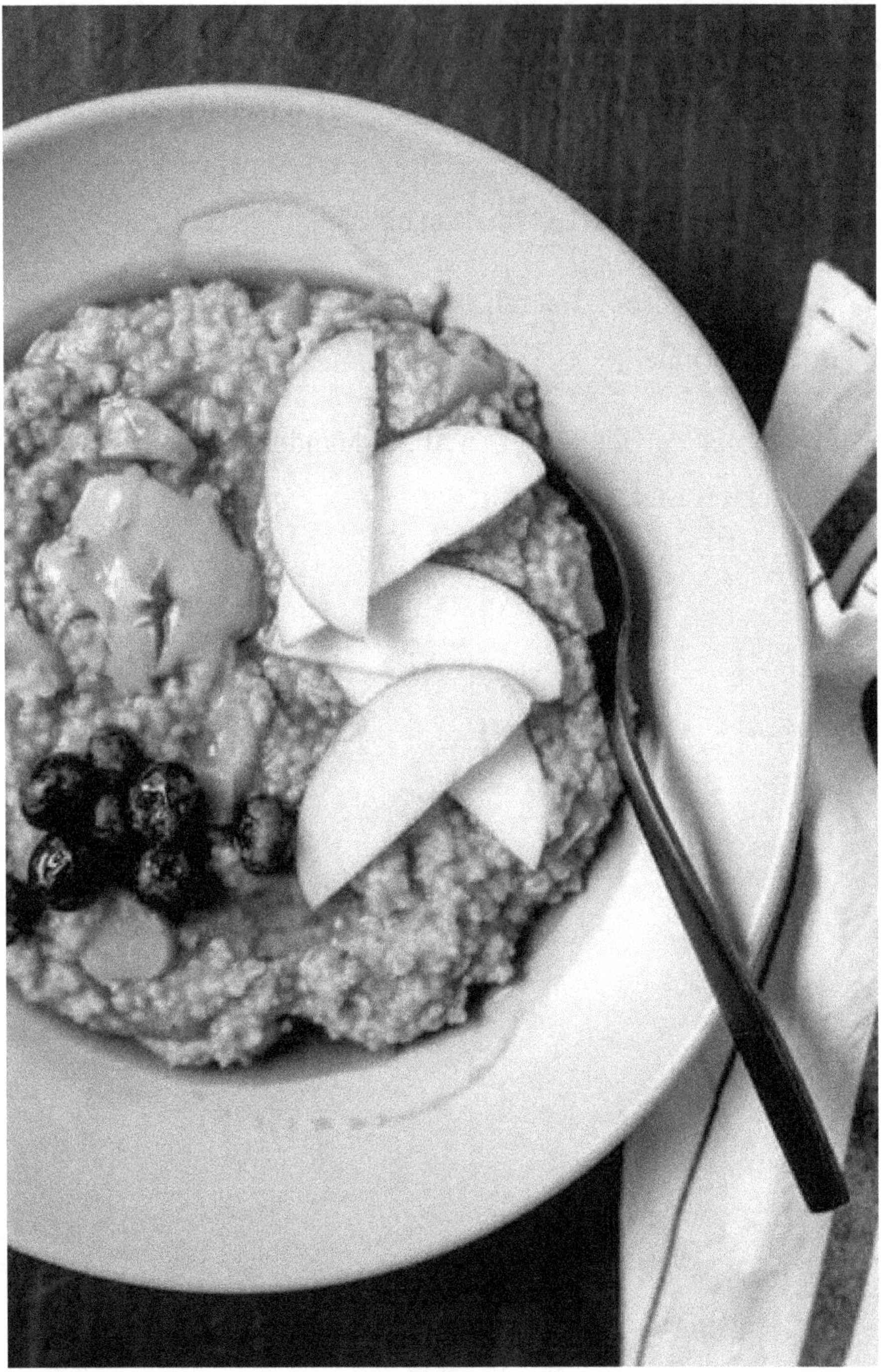

Traditionell spuenesch Tortilla

(Prett an ongeféier 35 Minutten | 2 servéiert)

Pro Portioun: Kalorien: 379; Fett: 20,6g; Kuelenhydrater: 45,2g; Protein: 5,6g

Zutaten

3 Esslöffel Olivenueleg

2 mëttelgrouss Gromperen, geschleeft a geschnidden

1/2 wäiss Zwiebel, gehackt

8 Esslöffel Gramm Miel

8 Esslöffel Waasser

Mier Salz a Buedem schwaarz Peffer, fir ze schmaachen

1/2 Tsp Spuenesch Paprika

Richtungen

Heizen 2 Esslöffel Olivenueleg an enger Bratpfanne iwwer mëttlerer Hëtzt. Elo kachen d'Gromperen an d'Zwiebel; kachen ongeféier 20 Minutten oder bis mëll; ze buchen.

An enger Schossel grëndlech kombinéieren d'Miel, Waasser, Salz, schwaarz Peffer a Paprika. Füügt d'Kartoffel-/Zwiebel-Mëschung dobäi.

Heizen déi reschtlech 1 Esslöffel Olivenueleg an der selwechter Bratpfanne. Gidd 1/2 vum Teig an d'Pan. Kachen Är Tortilla fir ongeféier 11 Minutten, dréit et eemol oder zweemol fir souguer Kachen ze förderen.

Widderhuelen mat de Rescht Batter a waarm servéieren.

Gingerbread belsch Eisekuchen

(Fäerdeg an ongeféier 25 Minutten | Servéiert 3)

Pro Portioun: Kalorien: 299; Fett: 12,6g; Kuelenhydrater: 38,5g; Protein: 6,8g

Zutaten

1 Coupe Allzweck Miel

1 Teelöffel Bakpulver

1 Esslöffel brong Zocker

1 Teelöffel Buedem Ingwer

1 Taass Mandel Mëllech

1 Teelöffel Vanilleextrakt

2 Olivenueleg

Richtungen

E Waffel Eisen no den Instruktioune vum Hiersteller virhëtzen.

An enger Mëschbecher grëndlech kombinéieren d'Miel, Bakpulver, brong Zucker, Buedem Ingwer, Mandelmëllech, Vanilleextrakt an Olivenueleg.

Beat bis gutt gemëscht.

Läffel 1/3 vum Teig an de virgehëtzten Waffel Eisen a baken bis d'Waffelen gëllenbraun a knusprech sinn. Widderhuelen mat dem verbleiwenen Teig.

Servéiert Är Waffelen mat Blackberry Marmelade, wann Dir wëllt. Gudden Appetit!

Porridge mat Bananen a Walnüsse

(Fäerdeg an ongeféier 15 Minutten | Servéiert 4)

Pro Portioun: Kalorien: 389; Fett: 11,6g; Kuelenhydrater: 67,7g; Protein: 16,8g

Zutaten

1 Coupe gerullt Hafer

1 Coupe Spelt Flakelen

2 Tassen vun ongeséisser Mandel Mëllech

4 Esslöffel Agave Nektar

4 Esslöffel Walnüsse, gehackt

2 Bananen, geschnidden

Richtungen

An engem Net-Stick-Spanne, kachen d'Hafer an d'Spezierflakelen bis dofteg, a Chargen.

Bréngt d'Mëllech zum Kachen a füügt d'Hafer, d'Spieleflacken an d'Agavenektar derbäi.

Bréngt d'Hëtzt op e Kachen a léisst et fir 6 bis 7 Minutten kachen, heiansdo réieren. Garnéiert mat Nëss a Bananen a servéiert waarm. Gudden Appetit!

Kand-frëndlech Getreide

(Prett an ongeféier 15 Minutten | 5 servéiert)

Pro Portioun: Kalorien: 203; Fett: 2,7g; Kuelenhydrater: 39,7g; Protein: 4,4g

Zutaten

1 ½ Tassen Spelt Miel

1/2 Teelöffel Bakpulver

1 Teelöffel Kanéil

1/2 Teelöffel Kardamom

1/4 Teelöffel Buedem Nelken

1/2 Coupe brong Zocker

1/3 Coupe Mandel Mëllech

2 Teaspoen Kokosnossueleg, geschmoltenem

Richtungen

Fänkt un mat Ärem Ofen op 350 Grad F.

An enger Mëschbecher mëschen all dréchen Zutaten grëndlech. Lues a lues d'Mëllech an d'Kokosnossueleg an d'Mëschung gutt vermëschen.

Fëllt d'Päifbeutel mam Teig. Päif elo 1/4 Zoll Kugelen op Pergament-gezeechent Bakblech.

Bake am virgehëtzten Ofen fir ongeféier 13 Minutten. Serve mat Ärer Liiblingspflanzenbaséierter Mëllech.

Store an engem Loft-Oberschenkel Container fir ongeféier 1 Mount. Gudden Appetit!

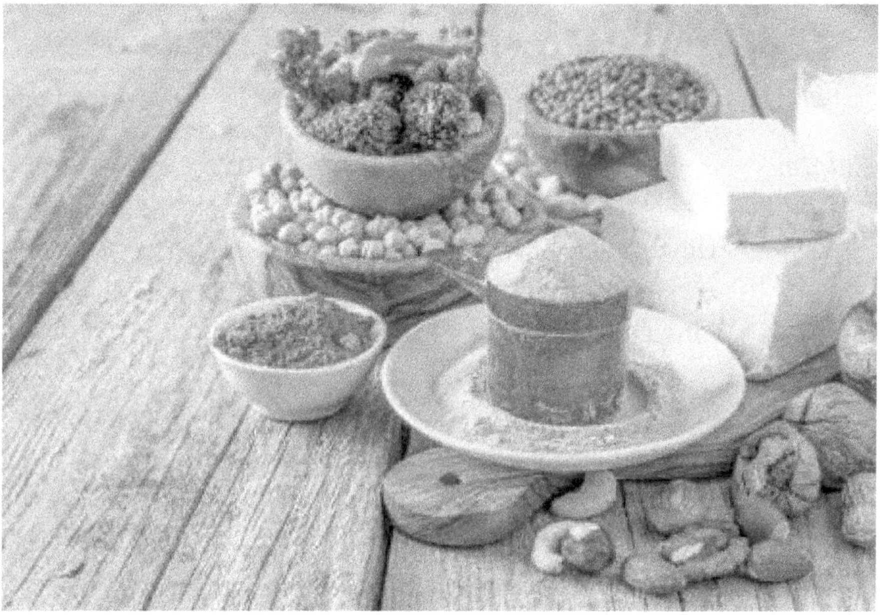

Klassesch Frühstück Burrito

(Fäerdeg an ongeféier 15 Minutten | Servéiert 4)

Pro Portioun: Kalorien: 593; Fett: 23,7g; Kuelenhydrater: 71,7g; Protein: 30,4g

Zutaten

1 Esslöffel Olivenueleg

16 Unzen Tofu, gedréckt

4 (6-Zoll) ganz Weess Tortillas

1 ½ Coupe Konserven Chickpeas, drainéiert

1 mëttel Avocado, geschnidden a geschnidden

1 Esslöffel Zitrounejus

1 Teelöffel Knuewelek, zerquetscht

2 Paprika, geschnidden

Mier Salz a Buedem schwaarz Peffer, fir ze schmaachen

1/2 Teelöffel rout Peffer Flakelen

Richtungen

Den Olivenueleg an enger Bratpfanne iwwer mëttlerer Hëtzt erwiermen. Wann et hei waarm ass, addéiere de Tofu a kachen fir ongeféier 10 Minutten, heiansdo réieren fir e souguer Kachen ze förderen.

Deelt de frittéierten Tofu ënnert erwiermt Tortillas; Plaz déi reschtlech Zutaten op Är Tortillas, rullt se op a servéiert direkt.

Gudden Appetit!

Hausgemaachte Toast Crunch

(Prett an ongeféier 15 Minutten | 8servéiert)

Pro Portioun: Kalorien: 330; Fett: 25,7g; Kuelenhydrater: 24,7g; Protein: 4,8g

Zutaten

1 Coupe Mandel Miel

1 Coupe Kokosnoss Miel

1/2 Coupe Allzweck Miel

1 Taass Zocker

1 Teelöffel Kosher Salz

1 Teelöffel Kardamom

1/4 Teelöffel gerappte Muskat

1 Esslöffel Zimt

3 Esslöffel Leinsamen, Buedem

1/2 Coupe Kokosnossueleg, geschmoltenem

8 Esslöffel Kokosnoss Mëllech

Richtungen

Fänkt un mam Ofen op 340 Grad F. An enger Mëschbecher all déi trocken Zutaten grëndlech ze vermëschen.

Lues a lues d'Ueleg an d'Mëllech schëdden; mixen fir gutt ze kombinéieren.

Form den Teig zu enger Kugel a rullt tëscht 2 Blieder Bakpabeier aus. A kleng Quadrate schneiden a mat enger Gabel pricken fir Loftblasen ze vermeiden.

Bake am virgehëtzten Ofen fir ongeféier 15 Minutten. Si bleiwen knusprech wéi se ofkillen. Gudden Appetit!

Hierscht Kanéil an Äppel Haferflocken Coupë

(Prett an ongeféier 30 Minutten | 9servéiert)

Pro Portioun: Kalorien: 232; Fett: 7,1g; Kuelenhydrater: 36,3g; Protein: 7,1g

Zutaten

2 Tassen almoudesch Hafer

1/2 Teelöffel Bakpulver

1 Teelöffel Kanéil

1/4 Teelöffel gerappte Muskat

1/4 Teelöffel Mier Salz

1 Taass Mandel Mëllech

1/4 Coupe Agave Sirop

1/2 Coupe Äppel

2 Esslöffel Kokosnossueleg

2 Esslöffel Erdnussbotter

1 Esslöffel Chia Somen

1 klengen Apel, geschnidden a geschnidden

Richtungen

Fänkt un mat Ärem Ofen op 360 Grad F. Spritzt eng Muffinform mat engem Nonstick Ueleg.

An enger Mëschbecher all d'Ingrediente grëndlech mëschen, ausser d'Äppel.

Klappt d'Äppel eran a schrauwen den Teig an d'preparéiert Muffinform.

Bake Är Muffins fir ongeféier 25 Minutten oder bis en Zännpick trocken a propper erauskënnt. Gudden Appetit!

Spicy Geméis a Chickpea Tofu Scramble

(Prett an ongeféier 15 Minutten | 2 servéiert)

Pro Portioun: Kalorien: 422; Fett: 23,8g; Kuelenhydrater: 33g; Protein: 25,3g

Zutaten

2 Esslöffel Ueleg

1 Paprika, gesaat a geschnidden

2 Esslöffel Fréijoerszwebel, gehackt

6 Unzen cremini Champignonen, geschnidden

1/2 Teelöffel Knuewelek, gehackt

1 Jalapeno Peffer, Somen a gehackt

6 Unze fest Tofu, gedréckt

1 Esslöffel Ernärungshefe

1/4 Teelöffel Kurkuma Pudder

Kala Namak a Buedem schwaarz Peffer, fir ze schmaachen

6 Unzen Chickpeas, drainért

Richtungen

Den Olivenueleg an enger net-Stick Bratpfanne iwwer mëttlerer Hëtzt erhëtzen. Wann de Paprika waarm ass, frittéiert et fir ongeféier 2 Minutten.

Füügt elo d'Fréijoerszwiebel a Champignonen derbäi a kachen fir eng weider 3 Minutten oder bis d'Pilze hir Feuchtigkeit entloossen.

Dann de Knuewel, de Jalapeno an den Tofu derbäi a fir eng weider 5 Minutten kachen, den Tofu mat enger Gabel ze zerbriechen.

Füügt d'Ernärungsheefflakelen, d'Kurkuma, d'Salz, d'Pärpert an d'Kicherten dobäi; weider fir weider 2 Minutten ze kachen oder bis gekacht. Gudden Appetit!

Kokosnossgranola mat Prongen

(Prett an ongeféier 1 Stonn / Servéiert 10)

Pro Portioun: Kalorien: 420; Fett: 15,2g; Kuelenhydrater: 64,3g; Protein: 11,6g

Zutaten

1/3 Coupe Kokosnoss Ueleg

1/2 Coupe Ahornsirop

1 Teelöffel Mieresalz

1/4 Teelöffel gerappte Muskat

1/2 Teelöffel Zimtpulver

1/2 Teelöffel Vanilleextrakt

4 Coupë vun al-äusgeleiert oats

1/2 Coupe Mandelen, gehackt

1/2 Coupe Pecannoten, gehackt

1/2 Kokosnoss, gerappt

1 Coupe Prongen, gehackt

Richtungen

Fänkt un andeems DirÄren Ofen op 260 Grad F virhëtzt; zwee geräifte Bakblech mat engem Stéck Pergamentpabeier beleeën.

Dann grëndlech de Kokosnossöl, Ahornsirop, Salz, Muskat, Zimt a Vanille grëndlech vermëschen.

Lues a lues d'Hafer, Mandelen, Pecannëss a Kokosnoss addéieren; werfen fir gutt ze coatéieren.

Verdeelt d'Mëschung op déi preparéiert Bakblech.

Bake am Zentrum vum Ofen, hallef duerch Kachen, ongeféier 1 Stonn oder bis gëllenbraun.

Stir an de Prongen a léisst Är Granola komplett ofkillen ier se gespäichert ginn. Store an engem loftdichte Container.

Gudden Appetit!

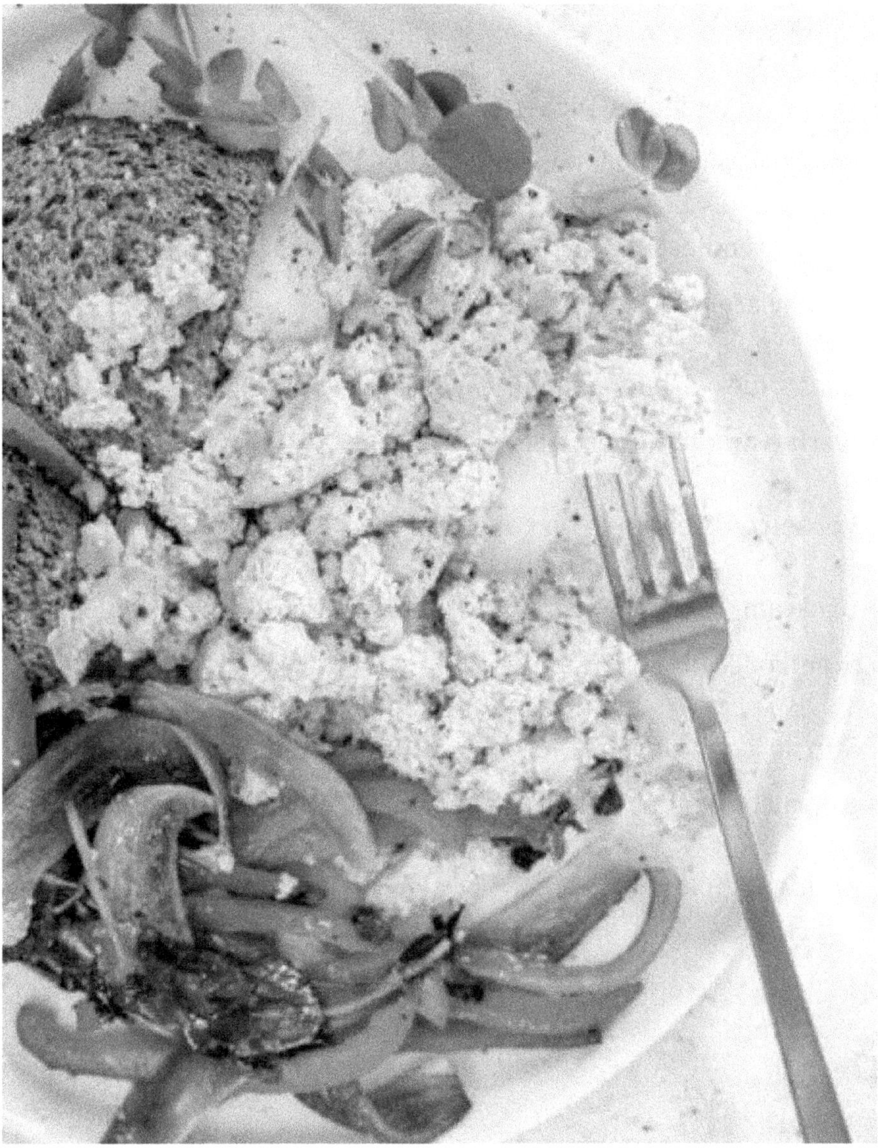

Joghurt Karrott Griddle Pies

(Bereet an ongeféier 25 Minutten | 4 servéiert)

Pro Portioun: Kalorien: 254; Fett: 13,1g; Kuelenhydrater: 34g; Protein: 3,4g

Zutaten

1/2 Taass Haferflocken

1/2 Teelöffel Bakpulver

1 Teelöffel Kokosnosszucker

1/4 Teelöffel Buedem allspice

1/4 Teelöffel Vanilleextrakt

1 grouss Muert, gereinegt a gerappt

1 Coupe Bananen, gemëscht

1/2 Coupe Kokosnoss Joghurt

4 Teaspoen Kokosnossueleg, bei Raumtemperatur

4 Esslöffel Pudderzucker

1 Teelöffel Buedem Kanéil

Richtungen

An enger Mëschbecher kombinéieren d'Miel, d'Bakpulver, d'Kokosnosszucker, d'Buedem allspice a Vanille grëndlech.

No an no der Muert, Bananen a Kokosnoss Joghurt derbäi.

Heizen en elektresche Grill iwwer mëttlerer Hëtzt a beschicht et liicht mat Kokosnossueleg.

Läffel ongeféier 1/4 vum Teig op de virgehëtzten Bakblech. Bake Äre Kuch fir ongeféier 3 Minutten bis Bubbles bilden; dréit et ëm a kachen déi aner Säit fir eng weider 3 Minutten bis den Ënnersäit brong ass.

Widderhuelen mat dem Rescht Ueleg a Batter. An enger klenger Schossel kombinéieren de Puderzucker a Buedem Zimt.

Stëbs all Bakblech Kuch mat Zimtzucker a servéiert waarm. Genéisst!

Raw Moien Pudding

(Prett an ongeféier 10 Minutten + Ofkillungszäit | 3 Servéiert)

Pro Portioun: Kalorien: 364; Fett: 10,5g; Kuelenhydrater: 61,4g; Protein: 9g

Zutaten

2 ½ Tassen Mandel Mëllech

3 Esslöffel Agave Sirop

1/2 Teelöffel Vanille Essenz

Eng Prise vu Flakelen Salz

Eng Prise geriwwe Muskat

1/4 Teelöffel Buedem Kardamom

1/4 Tsp kristalliséierte Ingwer

1/2 Coupe instant oats

1/2 Coupe Chia Somen

Richtungen

Füügt d'Mëllech, d'Agave Sirop an d'Gewierzer an eng Schossel a réieren bis gutt integréiert ass.

Fold d'Instant Haferflocken a Chia Somen an a réieren erëm fir gutt ze kombinéieren. Läffel d'Mëschung an dräi Gläser, iwwerdeckt an iwwer Nuecht am Frigo.

Um Dag selwer réieren mat engem Läffel a servéieren. Gudden Appetit!

Baked Apple Pie Oatmeal

(Prett an ongeféier 45 Minutten | 5 Servéiert)

Pro Portioun: Kalorien: 345; Fett: 12g; Kuelenhydrater: 51,4g; Protein: 10,8g

Zutaten

1 ½ Tassen almoudesch Hafer

1/2 Teelöffel Kanéil

1/4 Teelöffel gerappte Muskat

1/4 Teelöffel Buedem Nelken

1/4 Teelöffel Mier Salz

1 Taass Hafermëllech

1/2 Coupe Konserven Äppel

1/4 Coupe Agave Sirop

1 Esslöffel Chia Somen

1 Esslöffel Kokosnossueleg

1/2 Teelöffel Mandelextrakt

1/3 Coupe Walnüsse, gehackt

Richtungen

Start vun Preheating Är Uewen ze 370 Grad F. Spritz engem casserole Plat mat nonstick Kachen Spraydousen.

An enger Mëschbecher mëschen all Zutaten grëndlech bis gutt integréiert sinn.

Als nächst gitt d'Hafermehl-Mëschung an d'preparéiert Kasserol.

Bake am virgehëtzten Ofen fir ongeféier 35 Minutten, bis d'Mëtt gesat ass. Loosst et fir 10 Minutten ofkillen ier Dir geschnidden a servéiert. Gudden Appetit!

Spicy Wanter Farro Zopp

(Prett an ongeféier 30 Minutten | Servéiert 4)

Pro Portioun: Kalorien: 298; Fett: 8,9g; Kuelenhydrater: 44,6g; Protein: 11,7g

Zutaten

2 Esslöffel Olivenueleg

1 mëttlere Leech, gerappt

1 mëttelgrouss Rüben, geschnidden

2 italienesch Paprika, gesaat a gehackt

1 Jalapeno Peffer, fein gehackt

2 Gromperen, schielen a geschnidden

4 Coupe Geméis Stock

1 Coupe Farro, gespullt

1/2 Tsp granuléiert Knuewelek

1/2 Teelöffel Kurkuma Pudder

1 Bucht Blat

2 Coupe Spinat, gehackt

Richtungen

Heizen den Olivenueleg an enger schwerer Buedem Pan iwwer mëttlerer Hëtzt. Elo frittéiert d'Pilot, d'Ripp, d'Päfferchen an d'Gromperen fir ongeféier 5 Minutten bis knusprech.

Füügt d'Geméisbouillon, Farro, Knuewelekgranulat, Kurkuma a Bucht Blat; bréngt et zu engem Kachen.

Maacht direkt d'Hëtzt op e Kachen. Loosst et fir ongeféier 25 Minutten kachen oder bis Farro a Kartoffel mëll sinn.

D'Spinat derbäisetzen an d'Pan vun der Hëtzt huelen; loosst d'Spinat an der Reschthëtzt bis se verschwonnen ass. Gudden Appetit!

Rainbow Chickpea Zalot

(Prett an ongeféier 30 Minutten | Servéiert 4)

Pro Portioun: Kalorien: 378; Fett: 24g; Kuelenhydrater: 34,2g; Protein: 10,1g

Zutaten

16 Unzen canned chickpeas, drainért

1 mëttel Avocado, geschnidden

1 Paprika, gesaat a geschnidden

1 grouss Tomate, geschnidden

2 Gurken, geschnidden

1 roude Zwiebel, gehackt

1/2 Teelöffel Knuewelek, gehackt

1/4 Coupe frësch Petersilie, gehackt

1/4 Coupe Olivenueleg

2 Esslöffel Äppel Cider Esseg

1/2 Kalk, frësch gepresst

Mier Salz a Buedem schwaarz Peffer, fir ze schmaachen

Richtungen

Gitt all d'Ingredienten an enger Zalotschüssel.

Kühlen d'Salat ongeféier 1 Stonn virum Déngscht.

Gudden Appetit!

Mëttelmier Lënsen Zalot

(Prett an ongeféier 20 Minutten + Ofkillungszäit | 5 Servéiert)

Pro Portioun: Kalorien: 348; Fett: 15g; Kuelenhydrater: 41,6g; Protein: 15,8g

Zutaten

1 ½ Tassen rout Lënsen, gewascht

1 TL Deli Senf

1/2 Zitroun, frësch gepresst

2 Esslöffel Tamari Zooss

2 Fréijoerszwebel, gehackt

1/4 Coupe extra virgin Olivenueleg

2 Knuewelek, gehackt

1 Coupe Botter Salat, a Stécker zerräissen

2 Esslöffel frësch Petersilie, gehackt

2 Esslöffel frësche Cilantro, fein gehackt

1 Teelöffel frësch Basil

1 Teelöffel frësch Oregano

1 ½ Coupe Kirschtomaten, halbéiert

3 Unze Kalamata Oliven, pitted an halbéiert

Richtungen

An engem grousse Kasseroll bréngt 4 ½ Tassen Waasser an déi rout Lënsen zum Kachen.

Maacht direkt d'Hëtzt op e Kachen a kachen d'Lënsen fir ongeféier 15 Minutten oder bis se mëll sinn. Drainéieren a komplett ofkillen loossen.

Transfert Lënsen an eng Zalot Schossel; werfen d'Lënsen mat de verbleiwen Zutaten bis gutt gemëscht.

Serve gekillt oder bei Raumtemperatur. Gudden Appetit!

Réischteren Spargelen an Avocado Zalot

(Prett an ongeféier 20 Minutten + Ofkillungszäit | 4 servéiert)

Pro Portioun: Kalorien: 378; Fett: 33,2g; Kuelenhydrater: 18,6g; Protein: 7,8g

Zutaten

1 Pound Spargelen, gereinegt, a bësseg Stécker geschnidden

1 wäiss Zwiebel, gehackt

2 Knuewelek, gehackt

1 Roma Tomate, geschnidden

1/4 Coupe Olivenueleg

1/4 Coupe Balsamico Esseg

1 Esslöffel Steengemalen Senf

2 Esslöffel frësch Petersilie, gehackt

1 Esslöffel frësche Koriander, fein gehackt

1 Esslöffel frësch Basil, gehackt

Mier Salz a Buedem schwaarz Peffer, fir ze schmaachen

1 klengen Avocado, geschnidden a geschnidden

1/2 Coupe Piniennëss, gréndlech gehackt

Richtungen

Fänkt un mat Ärem Ofen op 420 Grad F.

D'Spargel mat 1 Esslöffel Olivenueleg sprëtzen an op engem Bakblech mat Bakpabeier riichten.

Bake fir ongeféier 15 Minutten, dréit d'Pan eemol oder zweemol fir e souguer Kachen ze förderen. Loosst et komplett ofkillen an et an Är Zalotschüssel setzen.

De Spargel mam Geméis, Olivenueleg, Esseg, Moschter a Gewierzer vermëschen. Salz a Peffer fir ze schmaachen.

Gëeegent fir ze kombinéieren an Top mat Avocado a Piniennëss. Gudden Appetit!

Zalot vu gréng Bounen a Piniennëss

(Prett an ongeféier 10 Minutten + Ofkillungszäit | 5 servéiert)

Pro Portioun: Kalorien: 308; Fett: 26,2g; Kuelenhydrater: 16,6g; Protein: 5,8g

Zutaten

1 ½ Pond gréng Bounen, ofgeschnidden

2 mëttel Tomaten, geschnidden

2 Paprika, Somen a Wierfel geschnidden

4 Esslöffel Schalotten, gehackt

1/2 Coupe Piniennëss, grëndlech gehackt

1/2 Coupe vegan Mayonnaise

1 Esslöffel Deli Senf

2 Esslöffel frësch Basil, gehackt

2 Esslöffel frësch Petersilie, gehackt

1/2 Teelöffel rout Peffer Flakelen, zerquetscht

Mier Salz a frësch gemalen schwaarze Peffer fir ze schmaachen

Richtungen

Kachen d'gréng Bounen an engem groussen Dëppe gesalzt Waasser bis just mëll oder ongeféier 2 Minutten.

Drainéiert a léisst d'Bounen komplett ofkillen; dann iwwerdroen se an eng Zalot Schossel. Mix d'Bounen mat den aneren Zutaten.

Schmaacht a passt d'Gewierzer un. Gudden Appetit!

Cannellini Bounen Zopp mat Kale

(Prett an ongeféier 25 Minutten | 5 Servéiert)

Pro Portioun: Kalorien: 188; Fett: 4,7g; Kuelenhydrater: 24,5g; Protein: 11,1g

Zutaten

1 Esslöffel Olivenueleg

1/2 Teelöffel Ingwer, fein gehackt

1/2 Teelöffel vun cumin Some

1 roude Zwiebel, gehackt

1 Muert, gereinegt a gehackt

1 Parsnip, gereinegt a gehackt

2 Knuewelek, gehackt

5 Coupe Geméis Stock

12 Unze Cannellini Bounen, drainért

2 Coupe Kale, a Stécker zerräissen

Mier Salz a Buedem schwaarz Peffer, fir ze schmaachen

Richtungen

Heizen den Olivenueleg an enger schwerer Buedem Pan iwwer mëttlerer Hëtzt. Elo frittéiert den Ingwer an d'Kumin fir ongeféier 1 Minutt.

Elo addéiere mer d'Zwiebel, d'Muert an d'Patinaak; weider fir weider 3 Minutten ze simmer oder bis Geméis just mëll sinn.

Füügt de Knuewel a kachen fir eng weider 1 Minutt oder bis aromatesch.

Dann de Geméisbouillon an d'Kach bréngen. Bréngt d'Feier direkt op Kachen a léisst et 10 Minutten kachen.

Fold an Cannellini Bounen a Kale; weider ze kachen bis d'Kuel gekräizt ass an alles duerchhëtzt ass. Saison mat Salz a Peffer.

Läffel an eenzel Schësselcher a waarm servéieren. Gudden Appetit!

. Séiss Champignon Crème Zopp

(Prett an ongeféier 15 Minutten | 5 servéiert)

Pro Portioun: Kalorien: 308; Fett: 25,5g; Kuelenhydrater: 11,8g; Protein: 11,6g

Zutaten

2 Esslöffel Sojabotter

1 grousse Schalotten, gehackt

20 Unzen Cremini Champignonen, geschnidden

2 Knuewelek, gehackt

4 Esslöffel Leinsamen Iessen

5 Coupe Geméis Stock

1 1/3 Coupe voll-fett Kokosnoss Mëllech

1 Bucht Blat

Mier Salz a Buedem schwaarz Peffer, fir ze schmaachen

Richtungen

Schmelzen d'vegan Botter an engem Zopppot iwwer mëttlerer Hëtzt. Wann de Schalotte waarm ass, kachen de Schalotten ongeféier 3 Minutten bis e mëll a parfüméiert ass.

D'Champignonen an de Knuewel addéieren a weider kachen bis d'Champignonen erweicht sinn. Füügt d'Leinsammiel a kachen fir eng aner 1 Minutt oder esou.

Füügt déi reschtlech Zutaten. Bréngt e Simmer, iwwerdeckt a kachen fir eng aner 5 bis 6 Minutten bis Är Zopp liicht verdickt ass.

Gudden Appetit!

Authentesch italienesch Panzanella Zalot

(Fäerdeg an ongeféier 35 Minutten | Servéiert 3)

Pro Portioun: Kalorien: 334; Fett: 20,4g; Kuelenhydrater: 33,3g; Protein: 8,3g

Zutaten

3 Coupë handwierklech Brout, gebrach an 1-Zoll Wierfel

3/4 Pound Spargelen, geschnidden a geschnidden a bësseg Stécker

4 Esslöffel extra virgin Olivenueleg

1 roude Zwiebel, gehackt

2 Esslöffel frësche Zitrounejus

1 TL Deli Senf

2 mëttlere Heirloom Tomaten, geschnidden

2 Coupe Rucola

2 Coupe Puppelchen Spinat

2 italienesch Paprika, gesaat a geschnidden

Mier Salz a Buedem schwaarz Peffer, fir ze schmaachen

Richtungen

Setzt d'Broutwierfelen op eng Bakblech mat Pergamentpapier. Bake am virgehëtzten Ofen bei 310 Grad F fir ongeféier 20 Minutten, rotéiert de Bakblech zweemol während der Bakzäit; ze buchen.

Setzt den Ofen op 420 Grad F a werfen d'Spargelen mat 1 Eeërbecher Olivenueleg. Roast de Spargel fir ongeféier 15 Minutten oder bis knusprech.

Gitt déi aner Zutaten an enger Zalotschüssel; Top mat de geréischten Spargelen a gebraten Brout.

Gudden Appetit!

Quinoa a schwaarz Bounen Zalot

(Prett an ongeféier 15 Minutten + Ofkillungszäit | 4 servéiert)

Pro Portioun: Kalorien: 433; Fett: 17,3g; Kuelenhydrater: 57g; Protein: 15,1g

Zutaten

2 Tassen Waasser

1 Coupe Quinoa, gewascht

16 Unzen canned schwaarz Bounen, drainért

2 Roma Tomaten, geschnidden

1 roude Zwiebel, dënn geschnidden

1 Gurke, gesaat a gehackt

2 Knuewelek, zerquetscht oder gehackt

2 italienesch Paprika, gesaat a geschnidden

2 Esslöffel frësch Petersilie, gehackt

2 Esslöffel frësche Cilantro, fein gehackt

1/4 Coupe Olivenueleg

1 Zitroun, frësch gepresst

1 Esslöffel Äppel Cider Esseg

1/2 Teelöffel gedréchent Dill Onkraut

1/2 Teelöffel gedréchent Oregano

Miersalz a gemalen schwaarze Peffer, fir ze schmaachen e

Richtungen

Huelt d'Waasser an d'Quinoa an engem Kasseroll a bréngt ze kachen. Maacht direkt d'Hëtzt op e Kachen.

Simmer ongeféier 13 Minutten bis de Quinoa all Waasser absorbéiert huet; De Quinoa mat enger Gabel fléissen a komplett ofkillen loossen. Da transferéiert de Quinoa an eng Zalotschüssel.

Füügt déi reschtlech Zutaten an d'Zalotschüssel a setzt alles gutt zesummen. Gudden Appetit!

Räich Bulgur Zalot mat Kraider

(Prett an ongeféier 20 Minutten + Ofkillungszäit | 4 servéiert)

Pro Portioun: Kalorien: 408; Fett: 18,3g; Kuelenhydrater: 51,8g; Protein: 13,1 g

Zutaten

2 Tassen Waasser

1 Taass Bulgur

12 Unzen canned chickpeas, drainért

1 persesch Gurken, dënn geschnidden

2 Paprika, gesaat an dënn geschnidden

1 Jalapeno Peffer, gesaat an dënn geschnidden

2 Roma Tomaten, geschnidden

1 Zwiebel, dënn geschnidden

2 Esslöffel frësch Basil, gehackt

2 Esslöffel frësch Petersilie, gehackt

2 Esslöffel frësch Minze, fein gehackt

2 Esslöffel frësche Schnéi, fein gehackt

4 Esslöffel Olivenueleg

1 Esslöffel Balsamico Esseg

1 Esslöffel Zitrounejus

1 Teelöffel frësche Knuewel, zerquetscht

Mier Salz a frësch gemalen schwaarze Peffer fir ze schmaachen

2 Esslöffel Ernärungshefe

1/2 Coupe Kalamata Oliven, geschnidden

Richtungen

Bréngt d'Waasser an de Bulgur an engem Kasseroll op Kachen. Bréngt direkt e Kachen a kachen fir ongeféier 20 Minutten oder bis de Bulgur mëll ass an d'Waasser bal absorbéiert ass. Fluff mat enger Gabel a verdeelt op engem grousse Bakblech fir ze killen.

Huelt de Bulgur an eng Zalotschüssel, gefollegt vun Kichererbëss, Gurken, Paprika, Tomaten, Zwiebel, Basilikum, Petersilie, Minze a Schnéi.

An enger klenger Mëschbecher mëschen den Olivenueleg, Balsamesche Esseg, Zitrounejus, Knuewel, Salz a schwaarze Peffer. Maacht d'Salat a schëdden zesummen.

Sprinkle mat Ernärungsheef, garnéieren mat Oliven a servéiere bei Raumtemperatur. Gudden Appetit!

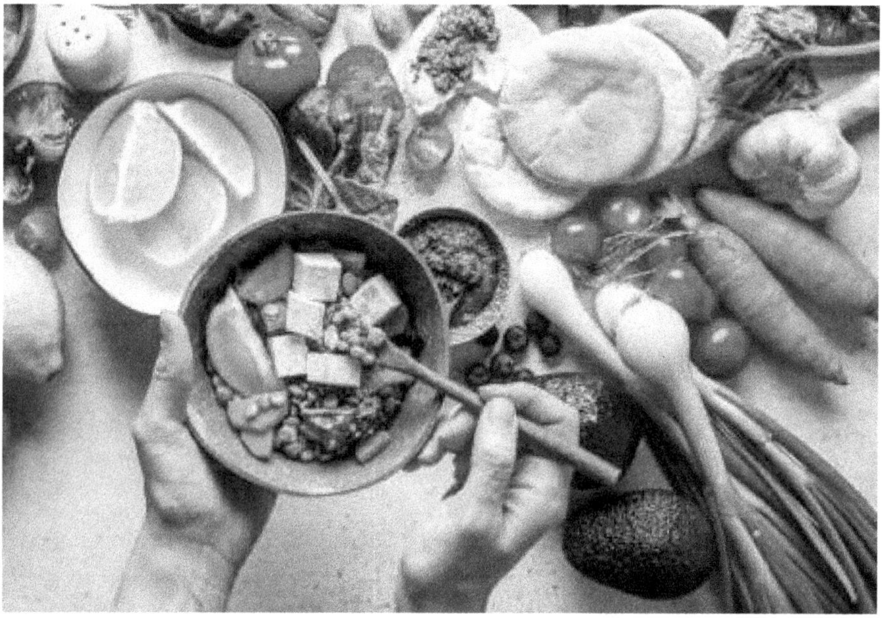

Klassesch Réischteren Peffer Zalot

(Prett an ongeféier 15 Minutten + Ofkillungszäit | 3 servéiert)

Pro Portioun: Kalorien: 178; Fett: 14,4g; Kuelenhydrater: 11,8g; Protein: 2,4g

Zutaten

6 Peffer

3 Esslöffel extra virgin Olivenueleg

3 Teelöffel roude Wäin Esseg

3 Knuewelek, fein gehackt

2 Esslöffel frësch Petersilie, gehackt

Mier Salz a frësch gemalen schwaarze Peffer fir ze schmaachen

1/2 Teelöffel rout Peffer Flakelen

6 Esslöffel Piniennëss, grëndlech gehackt

Richtungen

Roast d'Pfeffer op engem Pergament-gezeechent Bakblech fir ongeféier 10 Minutten, dréit d'Pan an der Halschent duerch d'Kachen, bis se op alle Säiten chargéiert sinn.

Da deckt d'Pfeffer mat Plastiksverdeelung fir ze dampen. Huelt d'Haut, d'Somen an d'Kären of.

D'Pfeffer a Sträifen schneiden a se mat den aneren Zutaten vermëschen. Frigo bis prett fir ze servéieren. Gudden Appetit!

Séiss Wanter Quinoa Zopp

(Bereet an ongeféier 25 Minutten | 4 servéiert)

Pro Portioun: Kalorien: 328; Fett: 11,1g; Kuelenhydrater: 44,1g; Protein: 13,3g

Zutaten

2 Esslöffel Olivenueleg

1 Zwiebel, gehackt

2 Karotten, schielen a geschnidden

1 Pastinake, fein gehackt

1 Sellerie Steng, gehackt

1 Coupe giel Squash, gehackt

4 Knuewelek, zerquetscht oder gehackt

4 Coupe geréischtertem Geméis Stock

2 mëttel Tomaten, zerquetscht

1 Coupe Quinoa

Mier Salz a Buedem schwaarz Peffer, fir ze schmaachen

1 Bucht Blat

2 Coupe Schwäizer Chard, haart Rippen ewechgeholl an a Stécker zerräissen

2 Esslöffel italienesch Petersilie, gehackt

Richtungen

Heizen den Olivenueleg an enger schwerer Buedem Pan iwwer mëttlerer Hëtzt. Elo frittéiert d'Zwiebel, d'Muert, d'Pasternakaken, d'Sellerie an d'giel Kürbis fir ongeféier 3 Minutten oder bis d'Geméis just gekacht ass.

Füügt de Knuewel a kachen fir eng weider 1 Minutt oder bis aromatesch.

Da réieren Geméis Bouillon, Tomaten, Quinoa, Salz, Peffer, a Bucht Blat; e Kachen bréngen. Direkt d'Hëtzt erofsetzen a 13 Minutten kachen loossen.

Klappt de Schwäizer Chard; weider ze kachen bis de Chard verschwonnen ass.

Läffel an eenzel Schësselcher a servéiert garnéiert mat der frëscher Petersilie. Gudden Appetit!

Gréng Lënsen Salade

(Prett an ongeféier 20 Minutten + Ofkillungszäit | 5 Servéiert)

Pro Portioun: Kalorien: 349; Fett: 15,1g; Kuelenhydrater: 40,9g; Protein: 15,4g

Zutaten

1 ½ Coupe gréng Lënsen, gewascht

2 Coupe Rucola

2 Coupe Romaine Salat, a Stécker zerräissen

1 Coupe Puppelchen Spinat

1/4 Coupe frësch Basil, gehackt

1/2 Coupe Schalotten, gehackt

2 Knuewelek, fein gehackt

1/4 Coupe Ueleg-gepackt Sonn gedréchent Tomaten, gespullt a gehackt

5 Esslöffel extra virgin Olivenueleg

3 Esslöffel frësche Zitrounejus

Mier Salz a Buedem schwaarz Peffer, fir ze schmaachen

Richtungen

An engem grousse Kasseroll bréngt 4 ½ Tassen Waasser a roude Lentillen zum Kachen.

Bréngt direkt d'Hëtzt op e Kachen a kachen d'Lënsen fir eng aner 15 bis 17 Minutten oder bis se mëll sinn awer net mushy. Drainéieren a komplett ofkillen loossen.

Transfert Lënsen an eng Zalot Schossel; werfen d'Lënsen mat de verbleiwen Zutaten bis gutt gemëscht.

Serve gekillt oder bei Raumtemperatur. Gudden Appetit!

. Zopp vun Eikel Squash, Kichererten a Couscous

(Bereet an ongeféier 20 Minutten | 4 servéiert)

Pro Portioun: Kalorien: 378; Fett: 11g; Kuelenhydrater: 60,1g; Protein: 10,9g

Zutaten

2 Esslöffel Olivenueleg

1 Schalotten, gehackt

1 Muert, gereinegt a gehackt

2 Coupe Eichel Squash, gehackt

1 Sellerie Steng, fein gehackt

1 Teelöffel Knuewelek, gehackt

1 Teelöffel gedréchent Rosmarin, fein gehackt

1 Teelöffel gedréchent Thymian, fein gehackt

2 Coupe Crème vun Zwiebel Zopp

2 Tassen Waasser

1 Coupe dréchen Couscous

Mier Salz a Buedem schwaarz Peffer, fir ze schmaachen

1/2 Teelöffel rout Peffer Flakelen

6 Unzen canned chickpeas, drainért

2 Esslöffel frësche Zitrounejus

Richtungen

Heizen den Olivenueleg an enger schwerer Buedem Pan iwwer mëttlerer Hëtzt. Elo frittéiert de Schalotten, d'Muert, d'Acorn Squash an d'Sellerie fir ongeféier 3 Minutten oder bis d'Geméis just mëll ass.

Knuewelek, Rosmarin an Thymian derbäisetzen a fir 1 Minutt méi laang kachen oder bis aromatesch.

Da réieren der Zopp, Waasser, Couscous, Salz, schwaarz Peffer, a rout Peffer Flakelen; e Kachen bréngen. Bréngt d'Feier direkt op Kachen a léisst et fir 12 Minutten kachen.

Klappt d'Konserven Chickpeas an; weider ze simmeren bis se erhëtzt oder ongeféier 5 Minutten méi.

Läffel an eenzelne Schësselcher a sprëtzen Zitrounejus iwwer Top. Gudden Appetit!

. Kabes Zopp Mat Knuewelek Crostini

(Prett an ongeféier 1 Stonn | Servéiert 4)

Pro Portioun: Kalorien: 408; Fett: 23,1g; Kuelenhydrater: 37,6g; Protein: 11,8g

Zutaten

Zopp:

2 Esslöffel Olivenueleg

1 mëttlere Leech, fein gehackt

1 Coupe Rüben, gehackt

1 Pastinake, fein gehackt

1 Muert, geschnidden

2 Coupe Kabes, gerappt

2 Knuewelek, fein gehackt

4 Coupe Geméis Stock

2 Bucht Blieder

Mier Salz a Buedem schwaarz Peffer, fir ze schmaachen

1/4 Teelöffel cumin Somen

1/2 Teelöffel Moschterkär

1 Teelöffel gedréchent Basil

2 Tomaten, purée

Crostini:

8 Scheiwen Baguette

2 Knuewelek

4 Esslöffel extra virgin Olivenueleg

Richtungen

An engem Zopppot, Hëtzt 2 Esslöffel Olivenueleg iwwer mëttlerer Hëtzt. Elo frittéiert d'Pilot, d'Ripp, d'Pasternakat an d'Muert fir ongeféier 4 Minutten oder bis d'Geméis knusprech sinn.

Füügt de Knuewel an de Kabes a kachen fir 1 Minutt méi oder bis aromatesch.

Da réieren d'Geméisbouillon, d'Biergerblieder, d'Salz, de schwaarze Peffer, d'Kumin, de Senf, d'gedréchent Basilikum an d'puréiert Tomaten; e Kachen bréngen. Reduzéieren direkt d'Hëtzt a léisst et fir ongeféier 20 Minutten kachen.

Mëttlerweil, virhëtzt Ären Ofen op 375 Grad F. Braucht elo de Knuewel an d'Baguette Scheiwen fir ongeféier 15 Minutten. Huelt de Crostini aus dem Ofen.

Fuert de Knuewel weider fir eng aner 45 Minutten ze kachen oder bis et erweicht ass. Loosst de Knuewel ofkillen.

Elo schneiden all Kapp vum Knuewel mat engem scharfen zerréiertem Messer fir all d'Nelken ze trennen.

Dréckt d'gebraten Knuewelek aus hirer Haut. Mash de Knuewelekpulp mat 4 Esslöffel extra virgin Olivenueleg.

Verdeelt d'geréischte Knuewel Mëschung gläichméisseg iwwer d'Spëtzt vum Crostini. Serve mat der waarmer Zopp. Gudden Appetit!

Crème vun gréng Bounen Zopp

(Prett an ongeféier 35 Minutten | 4 servéiert)

Pro Portioun: Kalorien: 410; Fett: 19,6g; Kuelenhydrater: 50,6g; Protein: 13,3g

Zutaten

1 Esslöffel Sesamöl

1 Zwiebel, gehackt

1 gréng Paprika, gesaat a gehackt

2 roude Gromperen, geschält a geschnidden

2 Knuewelek, gehackt

4 Coupe Geméis Stock

1 Pound gréng Bounen, ofgeschnidden

Mier Salz a Buedem schwaarz Peffer, fir ze schmaachen

1 Coupe voll Fett Kokosnoss Mëllech

Richtungen

Heizen de Sesam an enger Pan mat schwéierem Buedem iwwer mëttlerer Hëtzt. Elo frittéiert d'Zwiebel, d'Kartoffel an d'Gromperen fir ongeféier 5 Minutten a réieren regelméisseg.

Füügt de Knuewel a kachen fir eng weider 1 Minutt oder bis de Geroch.

Da réieren d'Geméisbounen, gréng Bounen, Salz a schwaarze Peffer; e Kachen bréngen. Reduzéieren direkt d'Hëtzt a léisst et fir 20 Minutten kachen.

Puree d'Gréng Bounen Mëschung mat engem Tauchmixer bis cremeg an eenheetlech.

Gitt d'puréiert Mëschung an de Pot zréck. Fëllt d'Kokosnossmëllech an a simmer bis se erhëtzt oder ongeféier 5 Minutten méi.

Läffel an eenzel Schësselcher a waarm servéieren. Gudden Appetit!

Traditionell franséisch Ënn Zopp

(Prett an ongeféier 1 Stonn an 30 Minutten | 4 servéiert)

Pro Portioun: Kalorien: 129; Fett: 8,6g; Kuelenhydrater: 7,4g; Protein: 6,3g

Zutaten

2 Esslöffel Olivenueleg

2 grouss giel Zwiebelen, dënn geschnidden

2 Stéck Thymian, fein gehackt

2 Bréller Rosmarin, fein gehackt

2 Teelöffel Balsamico Esseg

4 Coupe Geméis Stock

Mier Salz a Buedem schwaarz Peffer, fir ze schmaachen

Richtungen

Heizen den Olivenueleg an engem hollänneschen Ofen iwwer mëttlerer Hëtzt. Kach elo d'Zwiebelen mat Thymian, Rosmarin an 1 Teelöffel Mieresalz fir ongeféier 2 Minutten.

Maacht elo d'Hëtzt op mëttelméisseg a kachen weider bis d'Zwiebelen karamelliséieren oder ongeféier 50 Minutten.

Füügt de Balsamesche Esseg a kachen 15 méi. Füügt de Bouillon, Salz a schwaarze Peffer a simmer fir 20 bis 25 Minutten.

Serve mat Réischteren Brout a genéisst!

. Réischteren Karrott Zopp

(Fäerdeg an ongeféier 50 Minutten | Servéiert 4)

Pro Portioun: Kalorien: 264; Fett: 18,6g; Kuelenhydrater: 20,1g; Protein: 7,4g

Zutaten

1 ½ Pond Karotten

4 Esslöffel Olivenueleg

1 giel Zwiebel, gehackt

2 Knuewelek, gehackt

1/3 Teelöffel Buedem cumin

Mier Salz a wäisse Peffer fir ze schmaachen

1/2 Teelöffel Kurkuma Pudder

4 Coupe Geméis Stock

2 Teelöffel Zitrounejus

2 Esslöffel frësche Koriander, grëndlech gehackt

Richtungen

Start vun Preheating Är Uewen ze 400 Grad F. Place de Muerten op eng grouss Pergament-Liicht Bakblech; d'Muerten mat 2 Esslöffel Olivenueleg vermëschen.

Roast d'Karotten fir ongeféier 35 Minutten oder bis se mëll sinn.

Heizen déi reschtlech 2 Esslöffel Olivenueleg an enger schwerer Pan. Elo frittéiert d'Zwiebel an de Knuewel fir ongeféier 3 Minutten oder bis aromatesch.

Füügt d'Kumin, Salz, Peffer, Kurkuma, Geméisbouillon a geréischten Muerten dobäi. Fuert weider fir weider 12 Minutten ze kachen.

Puree Är Zopp mat engem Handmixer. Dréckt Zitrounejus iwwer Är Zopp a servéiert mat frësche Korianderblieder garnéiert. Gudden Appetit!

Italienesch Penne Pasta Zalot

(Prett an ongeféier 15 Minutten + Ofkillungszäit | 3 servéiert)

Pro Portioun: Kalorien: 614; Fett: 18,1g; Kuelenhydrater: 101g; Protein: 15,4g

Zutaten

9 Unzen penne Nuddelen

9 Unzen cannellini Bounen cannellini, drainért

1 kleng Zwiebel, dënn geschnidden

1/3 Coupe Niçoise Oliven, ausgeschnidden a geschnidden

2 italienesch Paprika, geschnidden

1 Coupe Kiischtebléien Tomaten, halbéiert

3 Coupe rucola

Verkleedung:

3 Esslöffel extra virgin Olivenueleg

1 Teelöffel Zitrouneschuel

1 Teelöffel Knuewelek, gehackt

3 Esslöffel Balsamico Esseg

1 Tsp italienesch Gewierzmix

Mier Salz a Buedem schwaarz Peffer, fir ze schmaachen

Richtungen

Kachen d'Penne Nuddelen no den Instruktioune um Package. D'Nuddelen ofleeën a spülen. Loosst et komplett ofkillen an dann an eng Zalotschüssel iwwerdroen.

Da fügen se d'Bounen, Zwiebel, Oliven, Pfeffer, Tomaten an Rucola an d'Zalotschüssel.

Mix all Dressing Zutaten bis gutt integréiert. Maacht Är Zalot a servéiert gutt gekillt. Gudden Appetit!

Indesche Chana Chaat Zalot

(Prett an ongeféier 45 Minutten + Ofkillungszäit | 4 servéiert)

Pro Portioun: Kalorien: 604; Fett: 23,1g; Kuelenhydrater: 80g; Protein: 25,3g

Zutaten

1 Pound dréchen Kichererbëss, iwwer Nuecht erwächt

2 San Marzano Tomaten, geschnidden

1 persesch Gurken, geschnidden

1 Zwiebel, gehackt

1 Paprika, gesaat an dënn geschnidden

1 grénge Chili, gesaat an dënn geschnidden

2 Handvoll Baby Spinat

1/2 Tsp Kashmiri Chili Pudder

4 Curryblieder, fein gehackt

1 Esslöffel chaat masala

2 Esslöffel frësche Zitrounejus, oder fir ze schmaachen

4 Esslöffel Olivenueleg

1 Teelöffel Agave Sirop

1/2 Teelöffel Moschterkär

1/2 Teelöffel Koriander Somen

2 Esslöffel Sesam, liicht geréischtert

2 Esslöffel frësche Koriander, gréndlech gehackt

Richtungen

D'Kicherten drainéieren an an e grousse Kasseroll setzen. Deckt d'Kichecher mat Waasser ëm 5 cm a bréngt e Kachen.

Maacht direkt d'Hëtzt op e Kachen a léisst et fir ongeféier 40 Minutten kachen.

Mix d'Kichererbussen mat den Tomaten, Gurken, Zwiebel, Paprika, Spinat, Chili-Pulver, Curryblieder a Chaat Masala.

An enger klenger Mëschbecher gréndlech kombinéieren den Zitrounejus, Olivenueleg, Agave Sirop, Moschter Somen a Koriander Somen.

Garnéieren mat Sesam Somen a frësche Koriander. Gudden Appetit!

Thai Stil Tempeh an Nuddelen Zalot

(Fäerdeg an ongeféier 45 Minutten | Servéiert 3)

Pro Portioun: Kalorien: 494; Fett: 14,5g; Kuelenhydrater: 75g; Protein: 18,7g

Zutaten

6 Unzen tempeh

4 Esslöffel Reis Esseg

4 Esslöffel Sojazooss

2 Knuewelek, gehackt

1 kleng Kalk, frësch gepresst

5 Unzen vun Rais Nuddelen

1 Muert, geschnidden Julienne

1 Schalotten, gehackt

3 Handvoll Chinese Kabes, dënn geschnidden

3 Handvoll Kale, a Stécker zerräissen

1 Paprika, gesaat an dënn geschnidden

1 Villercher Chili, fein gehackt

1/4 Coupe Erdnussbotter

2 Esslöffel Agave Sirop

Richtungen

Huelt d'Tempeh, 2 Esslöffel Reis Esseg, Sojazooss, Knuewelek an Zitrounejus an eng Keramik Schossel; lass et fir ongeféier 40 Minutten marinéieren.

Mëttlerweil kachen d'Räisnuddelen no Packageinstruktiounen. Drainéiert Är Nuddelen a setzt se an eng Zalotschüssel.

Füügt d'Muert, de Schalotten, de Kabes, d'Kal an d'Päiperlek an d'Zalotschüssel. Füügt d'Erdnussbotter, déi verbleiwen 2 Esslöffel Reis Esseg an Agave Sirop a schëdden fir ze kombinéieren.

D'marinéiert Tempeh sprëtzen an direkt servéieren. Genéisst!

Klassesch Crème vu Broccoli Zopp

(Prett an ongeféier 35 Minutten | 4 servéiert)

Pro Portioun: Kalorien: 334; Fett: 24,5g; Kuelenhydrater: 22,5g; Protein: 10,2g

Zutaten

2 Esslöffel Olivenueleg

1 Pond Broccoli Blummen

1 Zwiebel, gehackt

1 Sellerie, fein gehackt

1 Pastinake, fein gehackt

1 Teelöffel Knuewelek, gehackt

3 Tassen Geméisbouillon

1/2 Teelöffel gedréchent Dill

1/2 Teelöffel gedréchent Oregano

Mier Salz a Buedem schwaarz Peffer, fir ze schmaachen

2 Esslöffel Leinsamen Iessen

1 Coupe voll Fett Kokosnoss Mëllech

Richtungen

Heizen den Olivenueleg an enger schwerer Buedem Pan iwwer mëttlerer Hëtzt. Elo de Broccoli Ënn, Sellerie a Pastinake fir ongeféier 5 Minutten frittéieren a regelméisseg réieren.

Füügt de Knuewel a kachen fir eng weider 1 Minutt oder bis de Geroch.

Da réieren Geméisbouillon, Dill, Oregano, Salz a schwaarze Peffer; e Kachen bréngen. Reduzéieren direkt d'Hëtzt a léisst et fir ongeféier 20 Minutten kachen.

Puree d'Zopp mat engem Staangmixer bis cremig an eenheetlech.

Gitt d'puréiert Mëschung an de Pot zréck. Fold an Leinsamen Miel a Kokosnoss Mëllech; weider ze simmeren bis se duerchhëtzt oder ongeféier 5 Minutten.

Läffel a véier Déngschtbecher a genéisst!

Marokkanesch Lënsen a Rosinen Zalot

(Prett an ongeféier 20 Minutten + Ofkillungszäit | 4 servéiert)

Pro Portioun: Kalorien: 418; Fett: 15g; Kuelenhydrater: 62,9g; Protein: 12,4g

Zutaten

1 Coupe rout Lënsen, gespullt

1 grouss Muert, geschnidden Julienne

1 persesch Gurken, dënn geschnidden

1 séiss Zwiebel, gehackt

1/2 Coupe gëllene Rosinen

1/4 Coupe frësch Minze, geschnidden

1/4 Coupe frësch Basilikum, geschnidden

1/4 Coupe extra virgin Olivenueleg

1/4 Coupe Zitrounejus, frësch gepresst

1 Teelöffel gerappte Zitrouneschuel

1/2 Teelöffel frësch Ingwerwurzel, geschält a fein gehackt

1/2 Tsp granuléiert Knuewelek

1 Teelöffel Buedem Peffer

Mier Salz a Buedem schwaarz Peffer, fir ze schmaachen

Richtungen

An engem grousse Kasseroll bréngen 3 Tassen Waasser an 1 Coupe Lënsen zum Kachen.

Bréngt direkt d'Hëtzt op e Kachen a kachen d'Lentillen fir eng aner 15 bis 17 Minutten oder bis se mëll sinn awer nach net mushy. Drainéieren a komplett ofkillen loossen.

Transfert Lënsen an eng Zalot Schossel; der Muert, Gurken a séiss Ënn dobäi. Da fügen d'Rosinen, d'Mënz a Basilikum an Är Zalot.

An enger klenger Mëschbecher mëschen d'Olivenueleg, Zitrounejus, Zitrouneschuel, Ingwer, Knuewelek, Piment, Salz a schwaarze Peffer.

Maacht Är Zalot a servéiert gutt gekillt. Gudden Appetit!

Zalot aus Spargelen a Kichererbëss

(Prett an ongeféier 10 Minutten + Ofkillungszäit | 5 servéiert)

Pro Portioun: Kalorien: 198; Fett: 12,9g; Kuelenhydrater: 17,5g; Protein: 5,5g

Zutaten

1 Pound Spargel, gereinegt a geschnidden an e bëssen Stéck

5 Unzen Konserven Chickpeas, drainéiert a gespullt

1 Chipotle Peffer, gesaat a gehackt

1 italienesch Peffer, gesaat a gehackt

1/4 Coupe frësch Basil Blieder, gehackt

1/4 Coupe frësch Petersilie Blieder, gehackt

2 Esslöffel frësche Minzeblieder

2 Esslöffel frësche Schnéi, fein gehackt

1 Teelöffel Knuewelek, gehackt

1/4 Coupe extra virgin Olivenueleg

1 Esslöffel Balsamico Esseg

1 Esslöffel frësche Zitrounejus

2 Esslöffel Sojazooss

1/4 Teelöffel Buedem allspice

1/4 Teelöffel Buedem cumin

Miersalz a frësch gekackten Pefferkären, fir ze schmaachen e

Richtungen

Bréngt e groussen Dëppe gesalzt Waasser mam Spargel zum Kachen; lass et fir 2 Minutten kachen; drainéieren a spülen.

Transfer de Spargelen an eng Zalotschüssel.

Vermëschen de Spargelen mat de Kichererbëss, Paprika, Kraider, Knuewel, Olivenueleg, Esseg, Zitrounejus, Sojazooss a Kraider.

Toss fir ze kombinéieren an direkt ze servéieren. Gudden Appetit!

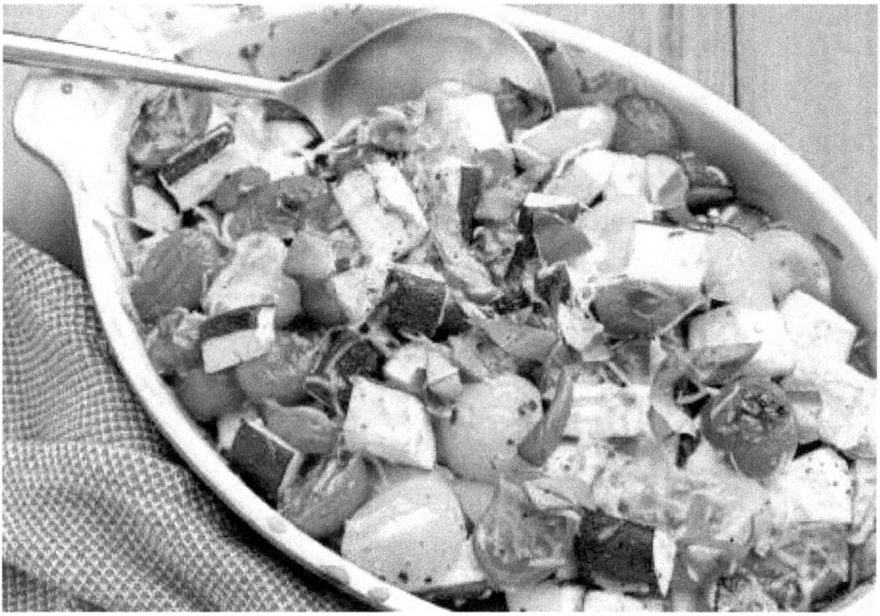

Almoudesch gréng Bounen Zalot

(Prett an ongeféier 10 Minutten + Ofkillungszäit | 4 servéiert)

Pro Portioun: Kalorien: 240; Fett: 14,1g; Kuelenhydrater: 29g; Protein: 4,4g

Zutaten

1 ½ Pond gréng Bounen, ofgeschnidden

1/2 Coupe Zwiebelen, gehackt

1 Teelöffel Knuewelek, gehackt

1 persesch Gurken, geschnidden

2 Coupe Drauwe Tomaten, halbéiert

1/4 Coupe Olivenueleg

1 TL Deli Senf

2 Esslöffel Tamari Zooss

2 Esslöffel Zitrounejus

1 Esslöffel Äppel Cider Esseg

1/4 Teelöffel Kuminpulver

1/2 Teelöffel gedréchent Thymian

Mier Salz a Buedem schwaarz Peffer, fir ze schmaachen

Richtungen

Kachen d'gréng Bounen an engem groussen Dëppe gesalzt Waasser bis just mëll oder ongeféier 2 Minutten.

Drainéiert a léisst d'Bounen komplett ofkillen; dann iwwerdroen se an eng Zalot Schossel. Mix d'Bounen mat den aneren Zutaten.

Gudden Appetit!

Wanter Bounen Zopp

(Bereet an ongeféier 25 Minutten | 4 servéiert)

Pro Portioun: Kalorien: 234; Fett: 5,5g; Kuelenhydrater: 32,3g; Protein: 14,4g

Zutaten

1 Esslöffel Olivenueleg

2 Esslöffel Schalotten, gehackt

1 Muert, geschnidden

1 Pastinake, fein gehackt

1 Sellerie Steng, gehackt

1 Teelöffel frësche Knuewelek, gehackt

4 Coupe Geméis Stock

2 Bucht Blieder

1 Spréng Rosmarin, fein gehackt

16 Unzen Konserven Navy Bounen

Flaky Mier Salz a Buedem schwaarz Peffer, fir ze schmaachen

Richtungen

Heizen den Olivenueleg an enger schwerer Buedem Pan iwwer mëttlerer Hëtzt. Fritt elo d'Schalotten, d'Muert, d'Pasternakaken an d'Sellerie fir ongeféier 3 Minutten oder bis d'Geméis just gekacht ass.

Füügt de Knuewel a kachen fir eng weider 1 Minutt oder bis aromatesch.

Dann d'Geméisbouillon, d'Biergerblieder an d'Rosmarin derbäi ginn an opkachen. Bréngt d'Feier direkt op Kachen a léisst et 10 Minutten kachen.

Fëllt d'Marinebounen an a simmer fir ongeféier 5 weider Minutten bis se duerchhëtzt. Saison mat Salz a schwaarze Peffer.

Läffel an eenzel Schësselcher, entlooss Bucht Blieder a servéiert waarm. Gudden Appetit!

Italienesch Cremini Champignonsuppe

(Fäerdeg an ongeféier 15 Minutten | Servéiert 3)

Pro Portioun: Kalorien: 154; Fett: 12,3g; Kuelenhydrater: 9,6g; Protein: 4,4g

Zutaten

3 Esslöffel vegan Botter

1 wäiss Zwiebel, gehackt

1 roude Paprika, gehackt

1/2 Teelöffel Knuewelek, zerquetscht

3 Coupe Cremini Champignonen, gehackt

2 Esslöffel Mandel Miel

3 Tassen Waasser

1 Tsp italienesch Gewierzmix

Mier Salz a Buedem schwaarz Peffer, fir ze schmaachen

1 Esslöffel frësche Schnéi, gréndlech gehackt

Richtungen

Schmelzen d'vegan Botter an engem Zopppot iwwer mëttlerer Hëtzt. Wann et hei waarm ass, d'Zwiebel a Peffer fir ongeféier 3 Minutten sautéiren bis se erweicht sinn.

Knuewelek a Cremini Champignonen dobäi ginn a weider frittéieren bis d'Pilze mëll sinn. Sprëtzen Mandel Miel iwwer d'Pilze a kachen fir ongeféier 1 Minutt méi.

Füügt déi reschtlech Zutaten. Bréngt e Simmer, iwwerdeckt a kachen fir eng aner 5 bis 6 Minutten bis d'Flëssegkeet liicht reduzéiert ass.

Schéckt an dräi Zoppeschëssel a garnéiert mat frëschem Schnéi. Gudden Appetit!

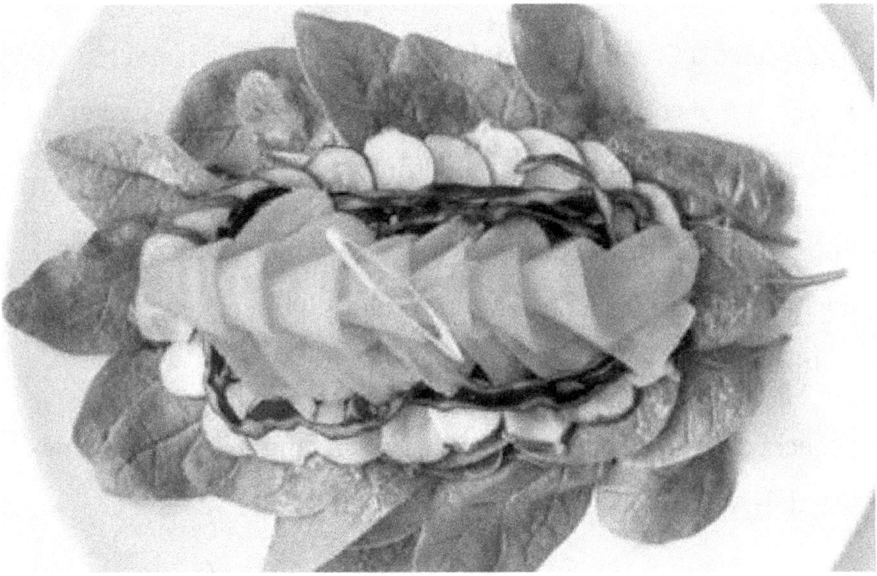

Crème Gromper Zopp Mat Kraider

(Prett an ongeféier 40 Minutten | 4 servéiert)

Pro Portioun: Kalorien: 400; Fett: 9g; Kuelenhydrater: 68,7g; Protein: 13,4g

Zutaten

2 Esslöffel Olivenueleg

1 Zwiebel, gehackt

1 Sellerie Steng, gehackt

4 grouss Gromperen, schielen a geschnidden

2 Knuewelek, gehackt

1 Teelöffel frësch Basil, gehackt

1 Teelöffel frësch Petersilie, gehackt

1 Teelöffel frësch Rosmarin, fein gehackt

1 Bucht Blat

1 Teelöffel Buedem Peffer

4 Coupe Geméis Stock

Salz a frësch gemalen schwaarze Peffer, fir ze schmaachen

2 Esslöffel frësche Schnéi fein gehackt

Richtungen

Heizen den Olivenueleg an enger schwerer Buedem Pan iwwer mëttlerer Hëtzt. Eemol waarm, frittéiert d'Zwiebel, Sellerie a Gromperen fir ongeféier 5 Minutten, réieren dacks.

Füügt de Knuewel, Basilikum, Petersilie, Rosmarin, Lorbeerblat an allspice a kachen fir 1 Minutt méi oder bis dofteg.

Elo addéiere mer d'Geméisbouillon, d'Salz a de schwaarze Peffer derbäi a bréngen fir ze kachen. Reduzéieren direkt d'Hëtzt a léisst et fir ongeféier 30 Minutten kachen.

Puree d'Zopp mat engem Staangmixer bis cremig an eenheetlech.

Hëtzt Är Zopp a servéiert mat fräschem Schnéi. Gudden Appetit!

Quinoa an Avocado Zalot

(Prett an ongeféier 15 Minutten + Ofkillungszäit | 4 servéiert)

Pro Portioun: Kalorien: 399; Fett: 24,3g; Kuelenhydrater: 38,5g; Protein: 8,4g

Zutaten

1 Coupe Quinoa, gewascht

1 Zwiebel, gehackt

1 Tomate, geschnidden

2 geréischten Paprika, a Sträifen geschnidden

2 Esslöffel Petersilie, gehackt

2 Esslöffel Basil, fein gehackt

1/4 Coupe extra virgin Olivenueleg

2 Esslöffel roude Wäin Esseg

2 Esslöffel Zitrounejus

1/4 Teelöffel Cayenne Peffer

Mier Salz a frësch gemalen schwaarze Peffer, fir ze schmaachen

1 Avocado, geschleeft, geschnidden a geschnidden

1 Esslöffel Sesam, geréischtert

Richtungen

Huelt d'Waasser an d'Quinoa an engem Kasseroll a bréngt ze kachen. Maacht direkt d'Hëtzt op e Kachen.

Simmer ongeféier 13 Minutten bis de Quinoa all Waasser absorbéiert huet; De Quinoa mat enger Gabel fléissen a komplett ofkillen loossen. Da transferéiert de Quinoa an eng Zalotschüssel.

D'Zwiebel, d'Tomaten, d'geréischte Peffer, d'Petersilie an d'Basilikum an d'Zalotschüssel addéieren. An enger anerer klenger Schossel mëschen den Olivenueleg, Esseg, Zitrounejus, Cayenne, Salz a schwaarze Peffer zesummen.

Maacht Är Zalot a werfen fir gutt ze kombinéieren. Garnéieren mat Avocado Scheiwen a garnéieren mat gereest Sesam Somen.

Gudden Appetit!

Tabbouleh Salade mat Tofu

(Prett an ongeféier 20 Minutten + Ofkillungszäit | 4 servéiert)

Pro Portioun: Kalorien: 379; Fett: 18,3g; Kuelenhydrater: 40,7g; Protein: 19,9g

Zutaten

1 Taass Bulgur Weess

2 San Marzano Tomaten, geschnidden

1 persesch Gurken, dënn geschnidden

2 Esslöffel Basil, fein gehackt

2 Esslöffel Petersilie, gehackt

4 Fréijoerszwebel, gehackt

2 Coupe Rucola

2 Coupe Baby Spinat, a Stécker zerräissen

4 Esslöffel Tahini

4 Esslöffel Zitrounejus

1 Esslöffel Sojazooss

1 Teelöffel frësche Knuewel, zerquetscht

Mier Salz a Buedem schwaarz Peffer, fir ze schmaachen

12 Unzen geféëmmt Tofu, cubed

Richtungen

Bréngt 2 Tassen Waasser an de Bulgur zu engem Kachen an engem Kasseroll. Maacht direkt d'Hëtzt op e Simmer a kachen fir ongeféier 20 Minutten oder bis de Bulgur mëll ass an d'Waasser bal absorbéiert ass. Fluff mat enger Gabel a verdeelt op engem grousse Bakblech fir ze killen.

De Bulgur an eng Zalotschüssel leeën, gefollegt vun Tomaten, Gurken, Basilikum, Petersilie, Fréijoerszwiebel, Rucola a Spinat.

An enger klenger Mëschbecher mëschen Tahini, Zitrounejus, Sojazooss, Knuewel, Salz a schwaarze Peffer zesummen. Maacht d'Salat a schëdden zesummen.

Garnéiert Är Zalot mat geräiftem Tofu a servéiert bei Raumtemperatur. Gudden Appetit!

Gaart Pasta Zalot

(Prett an ongeféier 10 Minutten + Ofkillungszäit | 4 servéiert)

Pro Portioun: Kalorien: 479; Fett: 15g; Kuelenhydrater: 71,1g; Protein: 14,9g

Zutaten

12 Unzen Rotini Nuddelen

1 kleng Zwiebel, dënn geschnidden

1 Coupe Kiischtebléien Tomaten, halbéiert

1 Paprika, gehackt

1 Jalapeno Peffer, fein gehackt

1 Esslöffel Kaperen, drainéiert

2 Coupe Äisbierg Salat, a Stécker zerräissen

2 Esslöffel frësch Petersilie, gehackt

2 Esslöffel frësche Cilantro, fein gehackt

2 Esslöffel frësch Basil, gehackt

1/4 Coupe Olivenueleg

2 Esslöffel Äppel Cider Esseg

1 Teelöffel Knuewelek, zerquetscht

Kosher Salz a Buedem schwaarz Peffer, fir ze schmaachen

2 Esslöffel Ernärungshefe

2 Esslöffel Pinien, gereest an gehackt d

Richtungen

Kachen d'Nuddelen no den Instruktioune op der Verpackung. D'Nuddelen ofleeën a spülen. Loosst et komplett ofkillen an dann an eng Zalotschüssel iwwerdroen.

Dann d'Zwiebel, d'Tomaten, d'Päfferchen, d'Kaperen, d'Salat, d'Petersilie, de Koriander an d'Basilikum an d'Zalotschüssel derbäisetzen.

Beat den Olivenueleg, Esseg, Knuewel, Salz, Schwaarz Peffer an Ernärungsheefflakken. Maacht Är Zalot a schléisst mat geréischten Piniennëss. Gudden Appetit!

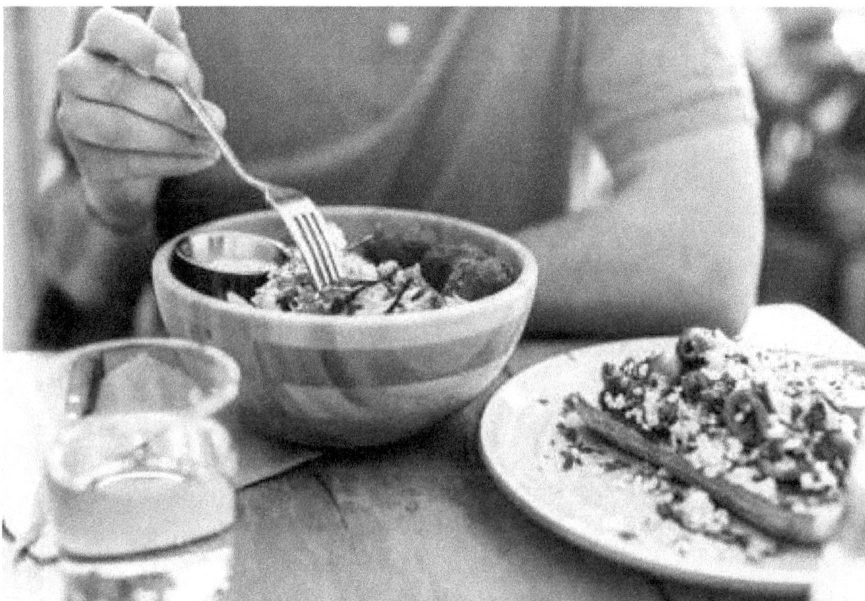

Traditionell Ukrain borscht

(Prett an ongeféier 40 Minutten | 4 servéiert)

Pro Portioun: Kalorien: 367; Fett: 9,3g; Kuelenhydrater: 62,7g; Protein: 12,1g

Zutaten

2 Esslöffel Sesamöl

1 roude Zwiebel, gehackt

2 Karotten, gereinegt a geschnidden

2 grouss Rüben, geschält a geschnidden

2 grouss Gromperen, schielen a geschnidden

4 Coupe Geméis Stock

2 Knuewelek, gehackt

1/2 Teelöffel Kären

1/2 Teelöffel Sellerie Somen

1/2 Teelöffel fennel Som

1 Pound roude Kabes, gerappt

1/2 Teaspoon gemëscht Pefferkären, frësch geknackt

Kosher Salz, fir ze schmaachen

2 Bucht Blieder

2 Esslöffel Wäin Esseg

Richtungen

An engem holländeschen Ofen, Hëtzt de Sesamöl iwwer mëttlerer Hëtzt. Eemol waarm, saute d'Zwiebelen bis mëll an duerchscheinend, ongeféier 6 Minutten.

Muerten, Rüben a Gromperen dobäi ginn a fir eng weider 10 Minutten kachen, regelméisseg de Geméisbouillon dobäi ginn.

Da réieren de Knuewelek, d'Kimm, d'Sellerie, d'Fennel Somen a simmer fir eng weider 30 Sekonnen.

Huelt de Kabes, gemëschte Pefferkären, Salz a Lorbeerblieder derbäi. Fügt déi verbleiwen Bouillon derbäi a bréngt e Kachen.

Maacht direkt d'Hëtzt op e Simmer a kachen fir weider 20 bis 23 Minutten bis d'Geméis mëll sinn.

Schëppel an eenzel Schësselcher a sprëtzen mat Wäin Esseg. Serve a genéisst!

Beluga Lënsen Salade

(Prett an ongeféier 20 Minutten + Ofkillungszäit | 4 servéiert)

Pro Portioun: Kalorien: 338; Fett: 16,3g; Kuelenhydrater: 37,2g; Protein: 13g

Zutaten

1 Coupe Beluga Lënsen, gespullt

1 persesch Gurken, geschnidden

1 grouss Tomaten, geschnidden

1 roude Zwiebel, gehackt

1 Paprika, geschnidden

1/4 Coupe frësch Basil, gehackt

1/4 Coupe frësch italienesch Petersilie, gehackt

2 Unzen gréng Oliven, pitted a geschnidden

1/4 Coupe Olivenueleg

4 Esslöffel Zitrounejus

1 TL Deli Senf

1/2 Teelöffel Knuewelek, gehackt

1/2 Teelöffel rout Peffer Flakelen, zerquetscht

Mier Salz a Buedem schwaarz Peffer, fir ze schmaachen

Richtungen

An engem grousse Kasseroll bréngen 3 Tassen Waasser an 1 Coupe Lënsen zum Kachen.

Bréngt direkt d'Hëtzt op e Kachen a kachen d'Lënsen fir eng aner 15 bis 17 Minutten oder bis se mëll sinn awer net mushy. Drainéieren a komplett ofkillen loossen.

Transfert Lënsen an eng Zalot Schossel; Gurken, Tomaten, Zwiebel, Paprika, Basilikum, Petersilie an Oliven derbäi.

An enger klenger Mëschbecher mëschen den Olivenueleg, Zitrounejus, Senf, Knuewel, roude Peffer, Salz a schwaarze Peffer.

Maacht d'Zalot, schëdden zesummen a servéiert gutt gekillt. Gudden Appetit!

Indeschen Naan Zalot

(Prett an ongeféier 10 Minutten | 3 Servéiert)

Pro Portioun: Kalorien: 328; Fett: 17,3g; Kuelenhydrater: 36,6g; Protein: 6,9g

Zutaten

3 Esslöffel Sesamöl

1 Teelöffel Ingwer, geschält a fein gehackt

1/2 Teelöffel vun cumin Some

1/2 Teelöffel Moschterkär

1/2 Tsp gemëscht Pefferkären

1 Esslöffel Curryblieder

3 Naan Brout, a bëssche Stécker gebrach

1 Schalotten, gehackt

2 Tomaten, a Stécker

Himalaya Salz, fir ze schmaachen

1 Esslöffel Sojazooss

Richtungen

Heizen 2 Esslöffel Sesamöl an engem Net-Stick-Spanne iwwer mëttlerer Hëtzt.

Sauté den Ingwer, d'Kumin, de Senf, d'gemëschte Pefferkären an d'Curryblieder fir ongeféier 1 Minutt bis et dofteg ass.

Stir an d'Naan Brout a kachen weider, dacks réieren, bis gëllenbraun a gutt mat de Gewierzer beschichtet.

Plaz de Schalotten an d'Tomaten an eng Zalotschüssel; mam Salz, Sojazooss a verbleiwen 1 Esslöffel Sesamöl werfen.

Place de geréischtertem Naan op der Zalot a servéiert bei Raumtemperatur. Genéisst!

Griichesch Stil Réischteren Peffer Zalot

(Prett an ongeféier 10 Minutten | 2 Servéiert)

Pro Portioun: Kalorien: 185; Fett: 11,5g; Kuelenhydrater: 20,6g; Protein: 3,7g

Zutaten

2 roude Paprika

2 giel Paprika

2 Knuewelek, zerquetscht

4 Teaspoen extra virgin Olivenueleg

1 Esslöffel Kaperen, gespullt a drainéiert

2 Esslöffel roude Wäin Esseg

Mier Salz a Buedem Peffer fir ze schmaachen

1 Teelöffel frësch Dill Onkraut, fein gehackt

1 Teelöffel frëschen Oregano, gehackt

1/4 Coupe Kalamata Oliven, pitted a geschnidden

Richtungen

Roast d'Pfeffer op engem Pergament-gezeechent Bakblech fir ongeféier 10 Minutten, dréit d'Pan an der Halschent duerch d'Kachen, bis se op alle Säiten chargéiert sinn.

Da deckt d'Pfeffer mat Plastiksverdeelung fir ze dampen. Huelt d'Haut, d'Somen an d'Kären of.

D'Pfeffer a Sträifen schneiden an an eng Zalotschüssel leeën. Füügt de Rescht vun den Zutaten derbäi a setzt alles gutt zesummen.

Frigo bis prett fir ze servéieren. Gudden Appetit!

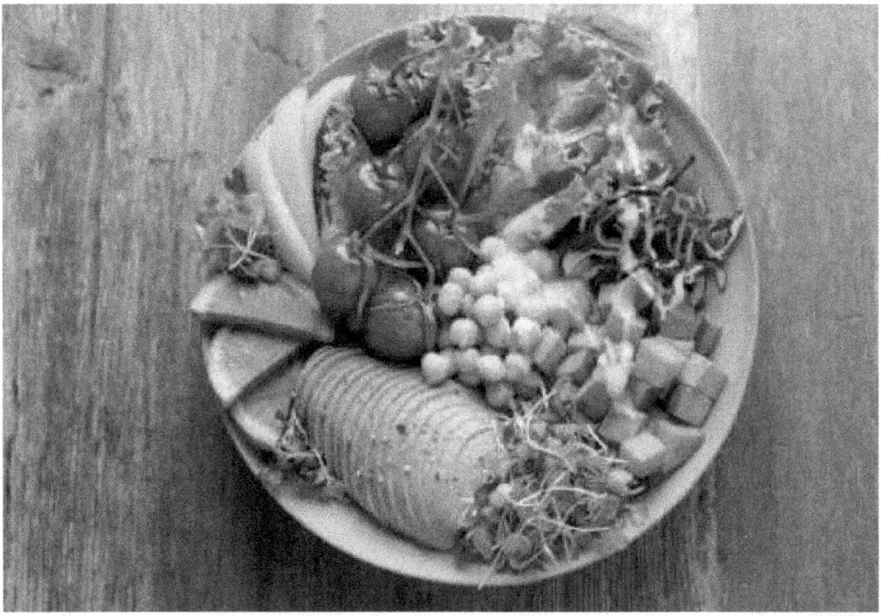

Niere Bounen Gromper Zopp

(Prett an ongeféier 30 Minutten | Servéiert 4)

Pro Portioun: Kalorien: 266; Fett: 7,7g; Kuelenhydrater: 41,3g; Protein: 9,3g

Zutaten

2 Esslöffel Olivenueleg

1 Zwiebel, gehackt

1 Pond Gromperen, geschleeft a geschnidden

1 mëttel Sellerie Steng, gehackt

2 Knuewelek, gehackt

1 Teelöffel Paprika

4 Tassen Waasser

2 Esslöffel vegan Bouillonpulver

16 Unzen canned Niere Bounen, drainért

2 Coupe Puppelchen Spinat

Mier Salz a Buedem schwaarz Peffer, fir ze schmaachen

Richtungen

Heizen den Olivenueleg an enger schwerer Buedem Pan iwwer mëttlerer Hëtzt. Elo fritt d'Zwiebel, d'Gromperen an d'Sellerie fir ongeféier 5 Minutten oder bis d'Zwiebel duerchscheinend a mëll ass.

Füügt de Knuewel a kachen fir eng weider 1 Minutt oder bis aromatesch.

Dann de Paprikapulver, Waasser a vegan Bouillon derbäi a bréngen fir ze kachen. Reduzéieren direkt d'Hëtzt a léisst et 15 Minutten kachen.

Fold an Navy Bounen a Spinat; weider fir ongeféier 5 Minutten ze kachen bis se duerchhëtzt. Saison mat Salz a schwaarze Peffer.

Läffel an eenzel Schësselcher a waarm servéieren. Gudden Appetit!

Wanter Quinoa Zalot mat Pickles

(Prett an ongeféier 20 Minutten + Ofkillungszäit | 4 servéiert)

Pro Portioun: Kalorien: 346; Fett: 16,7g; Kuelenhydrater: 42,6g; Protein: 9,3g

Zutaten

1 Coupe Quinoa

4 Knuewelek, fein gehackt

2 agemaachtent Gurken, fein gehackt

10 Unzen canned rout Peppers, gehackt

1/2 Coupe gréng Oliven, geschnidden a geschnidden

2 Tassen grénge Kabes, gerappt

2 Coupe Äisbierg Salat, a Stécker zerräissen

4 agemaachtent Paprika, fein gehackt

4 Esslöffel Olivenueleg

1 Esslöffel Zitrounejus

1 Teelöffel Zitrouneschuel

1/2 Teelöffel gedréchent Marjoram

Mier Salz a Buedem schwaarz Peffer, fir ze schmaachen

1/4 Coupe frësch Schnéi, grëndlech gehackt

Richtungen

Gidd zwee Tassen Waasser an de Quinoa an engem Kasseroll a bréngt e Kachen. Maacht direkt d'Hëtzt op e Kachen.

Simmer ongeféier 13 Minutten bis de Quinoa all Waasser absorbéiert huet; De Quinoa mat enger Gabel fléissen a komplett ofkillen loossen. Da transferéiert de Quinoa an eng Zalotschüssel.

Knuewelek, agemaachtent Gurken, Paprika, Oliven, Kabes, Zalot an agemaachtent Paprika an d'Zalotschüssel leeën a alles zesummen mëschen.

An enger klenger Mëschbecher, maachen d'Dressing andeems Dir déi verbleiwen Zutaten mëschen. D'Salat maachen, gutt dréinen an direkt servéieren. Gudden Appetit!

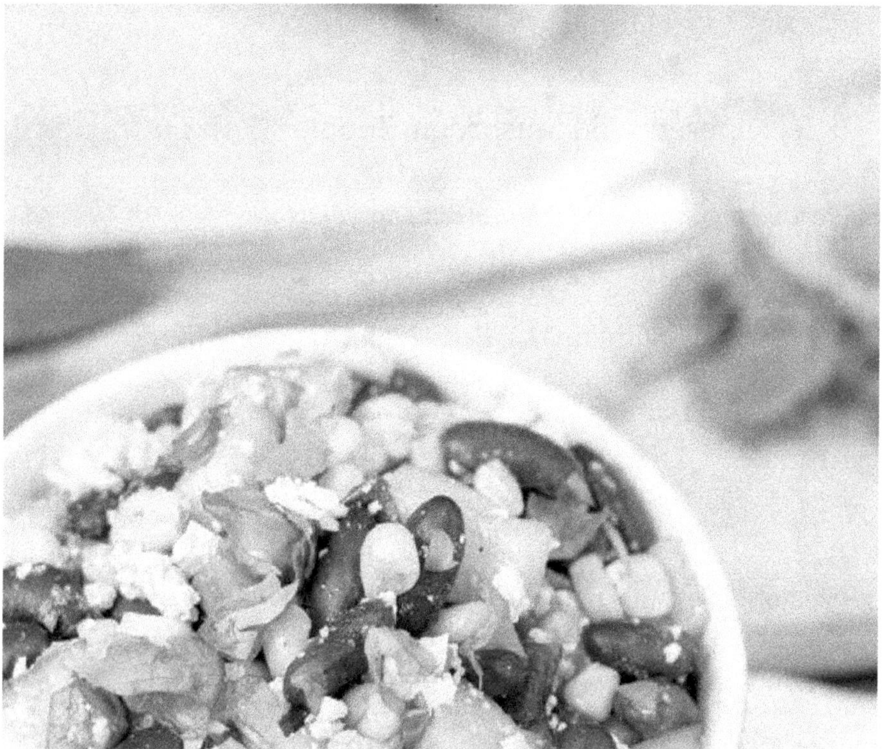

Réischteren Wild Mushroom Zopp

(Fäerdeg an ongeféier 55 Minutten | Servéiert 3)

Pro Portioun: Kalorien: 313; Fett: 23,5g; Kuelenhydrater: 14,5g; Protein: 14,5g

Zutaten

3 Esslöffel Sesamöl

1 Pound gemëscht wëll Champignonen, geschnidden

1 wäiss Zwiebel, gehackt

3 Knuewelek, gehackt a gedeelt

2 Stéck Thymian, fein gehackt

2 Bräller Rosmarin, fein gehackt

1/4 Coupe Leinsamen Iessen

1/4 Coupe dréchen wäisse Wäin

3 Tassen Geméisbouillon

1/2 Teelöffel roude Chili Flakelen

Knuewelek Salz a frësch Buedem schwaarz Peffer, fir ze schmaachen

Richtungen

Fänkt un mat Ärem Ofen op 395 Grad F.

Setzt d'Pilze an enger eenzeger Schicht op enger Pergament-gezeechent Bakblech. Dréckt d'Pilze mat 1 Esslöffel Sesamöl.

Roast d'Pilze am virgehëtzten Ofen fir ongeféier 25 Minutten, oder bis se gekacht sinn.

Heizen déi reschtlech 2 Esslöffel Sesamöl an engem Stockpot iwwer mëttlerer Hëtzt. Als nächst, sauté den Zwiebel fir ongeféier 3 Minutten oder bis mëll an duerchsichteg.

Dann de Knuewelek, den Thymian an d'Rosmarin derbäisetzen a fir ongeféier 1 Minutt méi kachen bis aromatesch. Leinsammiel iwwer alles sprëtzen.

Füügt déi verbleiwen Zutaten a simmer fir eng aner 10 bis 15 Minutten oder bis gekacht.

Déi geréischte Champignonen réieren an nach eng 12 Minutten kachen. Schëppel an Zoppbecher a waarm servéieren. Genéisst!

Mëttelmier gréng Bounen Zopp

(Prett an ongeféier 25 Minutten | 5 Servéiert)

Pro Portioun: Kalorien: 313; Fett: 23,5g; Kuelenhydrater: 14,5g; Protein: 14,5g

Zutaten

2 Esslöffel Olivenueleg

1 Zwiebel, gehackt

1 Sellerie mat Blieder, fein gehackt

1 Muert, geschnidden

2 Knuewelek, gehackt

1 Zucchini, a Stécker

5 Coupe Geméis Stock

1 ¼ Pound gréng Bounen, geschnidden an a bësseg Stécker geschnidden

2 mëttel Tomaten, puréiert

Mier Salz a frësch gemalen schwaarze Peffer fir ze schmaachen

1/2 Teelöffel Cayenne Peffer

1 Teelöffel Oregano

1/2 Teelöffel gedréchent Dill

1/2 Coupe Kalamata Oliven, pitted a geschnidden

Richtungen

Heizen den Olivenueleg an enger schwerer Buedem Pan iwwer mëttlerer Hëtzt. Elo fritt d'Zwiebel, d'Sellerie an d'Muert fir ongeféier 4 Minutten oder bis d'Geméis just mëll ass.

Knuewelek an Zucchini addéieren a fir eng weider 1 Minutt kachen oder bis aromatesch.

Da réieren d'Geméisbounen, gréng Bounen, Tomaten, Salz, schwaarze Peffer, Cayenne, Oregano an gedréchent Dill; e Kachen bréngen. Reduzéieren direkt d'Hëtzt a léisst et fir ongeféier 15 Minutten kachen.

Schëppel an eenzel Schësselcher a servéiere mat geschniddene Oliven. Gudden Appetit!

Crème vun Muert Zopp

(Prett an ongeféier 30 Minutten | Servéiert 4)

Pro Portioun: Kalorien: 333; Fett: 23g; Kuelenhydrater: 26g; Protein: 8,5g

Zutaten

2 Esslöffel Sesamöl

1 Zwiebel, gehackt

1 ½ Pond Karotten, geschnidden a gehackt

1 Pastinake, fein gehackt

2 Knuewelek, gehackt

1/2 Teelöffel Currypulver

Mier Salz a Cayenne Peffer, fir ze schmaachen

4 Coupe Geméis Stock

1 Coupe voll Fett Kokosnoss Mëllech

Richtungen

An enger Pan mat schwéierem Buedem, Hëtzt de Sesamöl iwwer mëttlerer Hëtzt. Elo frittéiert d'Zwiebel, d'Karotten an d'Pasternak fir ongeféier 5 Minutten a réieren regelméisseg.

Füügt de Knuewel a kachen fir eng weider 1 Minutt oder bis de Geroch.

Da réieren de Curry, Salz, Cayenne a Geméisbout; séier e Kachen bréngen. Reduzéieren d'Hëtzt direkt a léisst et fir 18 bis 20 Minutten kachen.

Puree d'Zopp mat engem Staangmixer bis cremig an eenheetlech.

Gitt d'puréiert Mëschung an de Pot zréck. Fëllt d'Kokosnossmëllech an a simmer bis se erhëtzt oder ongeféier 5 Minutten méi.

Deelt a véier Schësselcher a servéiert waarm. Gudden Appetit!

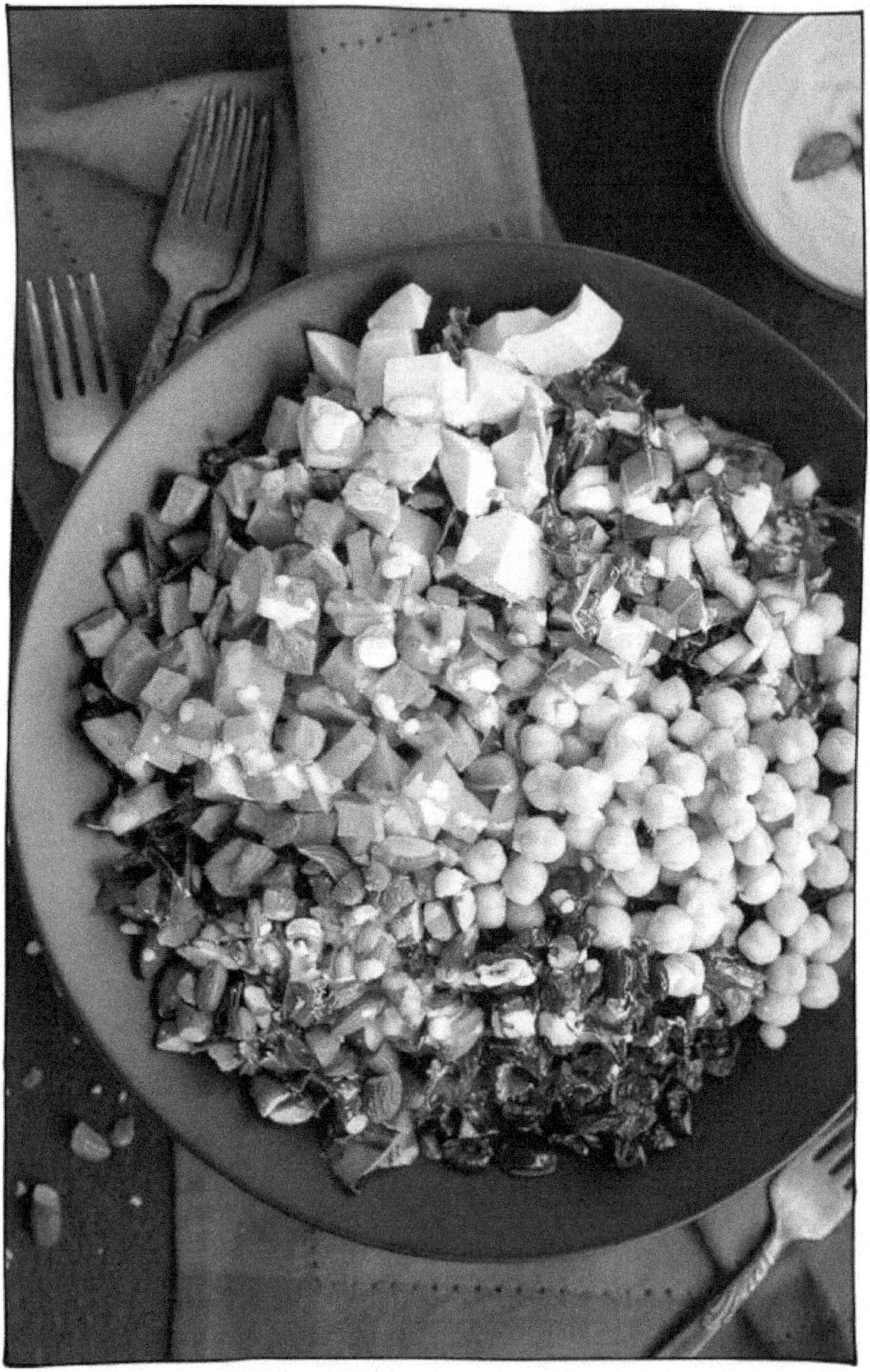

Italienesch Nonna Pizza Zalot

(Prett an ongeféier 15 Minutten + Ofkillungszäit | 4 servéiert)

Pro Portioun: Kalorien: 595; Fett: 17,2g; Kuelenhydrater: 93g; Protein: 16g

Zutaten

1 Pond Macaroni

1 Coupe marinéiert Champignonen, geschnidden

1 Coupe Drauwe Tomaten, halbéiert

4 Esslöffel Fréijoerszwebel, gehackt

1 Teelöffel Knuewelek, gehackt

1 italienesch Peffer, geschnidden

1/4 Coupe extra virgin Olivenueleg

1/4 Coupe Balsamico Esseg

1 Teelöffel gedréchent Oregano

1 Teelöffel gedréchent Basil

1/2 Teelöffel gedréchent Rosmarin

Mier Salz a Cayenne Peffer, fir ze schmaachen

1/2 Coupe schwaarz Oliven, geschnidden

Richtungen

Kachen d'Nuddelen no den Instruktioune op der Verpackung. D'Nuddelen ofleeën a spülen. Loosst et komplett ofkillen an dann an eng Zalotschüssel iwwerdroen.

Da fügen déi aner Zutaten derbäi a réieren bis d'Macaroni gutt beschichtet ass.

Goût a passt d'Gewierzer un; Frigo d'Pizza Zalot bis benotzen. Gudden Appetit!

Crème Golden Veggie Zopp

(Prett an ongeféier 45 Minutten | 4 servéiert)

Pro Portioun: Kalorien: 550; Fett: 27,2g; Kuelenhydrater: 70,4g; Protein: 13,2g

Zutaten

2 Esslöffel Avocado Ueleg

1 giel Zwiebel, gehackt

2 Yukon Gold Kartoffel, geschält a geschnidden

2 Pond Butternut Squash, geschält, gesaat a geschnidden

1 Parsnip, gereinegt a geschnidden

1 TL Ingwer Knuewelek Paste

1 Teelöffel Kurkumapulver

1 Teelöffel fennel Som

1/2 Teelöffel Chili Pudder

1/2 Teelöffel Kürbisstéck Gewierz

Kosher Salz a Buedem schwaarz Peffer, fir ze schmaachen

3 Tassen Geméisbouillon

1 Coupe voll Fett Kokosnoss Mëllech

2 Esslöffel Pepitas

Richtungen

Hëtzt d'Ueleg an enger Pan mat schwéierem Buedem iwwer mëttlerer Hëtzt. Fritt elo d'Zwiebel, d'Gromperen, d'Kürbis an d'Pasternacka fir ongeféier 10 Minutten, réieren dacks fir e gläichméissege Kachen ze garantéieren.

Füügt den Ingwer-Knuewelekpaste a kachen fir eng weider 1 Minutt oder bis aromatesch.

Da réieren d'Kurkuma-Pulver, de Fenchel, de Chili-Pulver, d'Kürbisstéckgewürz, d'Salz, de schwaarze Peffer a Geméisbouillon; e Kachen bréngen. Reduzéieren direkt d'Hëtzt a léisst et fir ongeféier 25 Minutten kachen.

Puree d'Zopp mat engem Staangmixer bis cremig an eenheetlech.

Gitt d'puréiert Mëschung an de Pot zréck. Féllt d'Kokosnossmëllech an a simmer bis se erhëtzt oder ongeféier 5 Minutten méi.

Schéckt an eenzel Schësselcher a servéiert mat Pepitas garnéiert.

Gudden Appetit!

Réischteren Choufleur Zopp

(Prett an ongeféier 1 Stonn | Servéiert 4)

Pro Portioun: Kalorien: 310; Fett: 24g; Kuelenhydrater: 16,8g; Protein: 11,8g

Zutaten

1 Pound Choufleur florets

4 Esslöffel Olivenueleg

1 Zwiebel, gehackt

2 Knuewelek, gehackt

1/2 Teelöffel Ingwer, geschält a fein gehackt

1 Teelöffel frësch Rosmarin, fein gehackt

2 Esslöffel frësch Basil, gehackt

2 Esslöffel frësch Petersilie, gehackt

4 Coupe Geméis Stock

Mier Salz a Buedem schwaarz Peffer, fir ze schmaachen

1/2 Teelöffel Buedem Sumac

1/4 Coupe Tahini

1 Zitroun, frësch gepresst

Richtungen

Fänkt un mam Ofen op 425 Grad F. De Choufleur mat 2 Esslöffel Olivenueleg ze werfen an op eng Pergament-geséchert Bratpfanne ze setzen.

Als nächst braten d'Blummenblummen fir ongeféier 30 Minutten, réieren eemol oder zweemol fir e souguer Kachen ze förderen.

Mëttlerweil, an engem Dëppe mat schwéierem Buedem, Hëtzt déi reschtlech 2 Esslöffel Olivenueleg iwwer mëttlerer Hëtzt. Elo fritt d'Zwiebel fir ongeféier 4 Minutten bis mëll an duerchsichteg.

Knuewelek, Ingwer, Rosmarin, Basilikum a Petersilie addéieren a kachen fir 1 Minutt méi oder bis dofteg.

Dann d'Geméisbouillon, d'Salz, de schwaarze Peffer an d'Sumac dran réieren an opkachen. Reduzéieren direkt d'Hëtzt a léisst et fir ongeféier 20 bis 22 Minutten kachen.

Puree d'Zopp mat engem Staangmixer bis cremig an eenheetlech.

Gitt d'puréiert Mëschung an de Pot zréck. Fëllt d'Tahini an a simmer fir eng weider 5 Minutten oder bis se gekacht ass.

Läffel an eenzel Schësselcher, garnéieren mat Zitrounejus a waarm servéieren. Genéisst!

Klassesch Knuewelek Reis

(Bereet an ongeféier 20 Minutten | 4 servéiert)

Pro Portioun: Kalorien: 422; Fett: 15,1g; Kuelenhydrater: 61,1g; Protein: 9,3g

Zutaten

4 Esslöffel Olivenueleg

4 Knuewelek, gehackt

1 ½ Coupe wäisse Reis

2 ½ Tassen Geméisbouillon

Richtungen

Den Olivenueleg an enger Pan iwwer mëttlerer Hëtzt erhëtzen. Füügt de Knuewel a kachen fir ongeféier 1 Minutt oder bis aromatesch.

Räis a Bouillon dobäi ginn. Bréngt e Kachen; d'Hëtzt direkt erofsetzen.

Kachen fir ongeféier 15 Minutten oder bis all d'Flëssegkeet absorbéiert ass. De Räis mat enger Gabel flüchten, mat Salz a Peffer würzen a waarm servéieren!

Braune Reis Mat Geméis An Tofu

(Prett an ongeféier 45 Minutten | 4 servéiert)

Pro Portioun: Kalorien: 410; Fett: 13,2g; Kuelenhydrater: 60g; Protein: 14,3g

Zutaten

4 Teelöffel Sesam

2 Fréijoers Knuewelek, fein gehackt

1 Coupe Fréijoer Ënnen, gehackt

1 Muert, gereinegt a geschnidden

1 Sellerie Ripp, geschnidden

1/4 Coupe dréchen wäisse Wäin

10 Unzen Tofu, geschnidden

1 ½ Tassen laangkorn brong Reis, grëndlech gewascht

2 Esslöffel Sojazooss

2 Esslöffel Tahini

1 Esslöffel Zitrounejus

Richtungen

An engem Wok oder grousse Kasseroll, Hëtzt 2 Teaspoen Sesam Ueleg iwwer mëttlerer Hëtzt. Elo kachen de Knuewel, d'Zwiebel, d'Muert an d'Sellerie fir ongeféier 3 Minutten, réieren dacks fir eng gläichméisseg Kachen ze garantéieren.

Füügt de Wäin fir d'Pan ze deglaze a dréckt d'Geméis op eng Säit vum Wok. Füügt de verbleiwen Sesamöl a fritt den Tofu fir 8 Minutten, heiansdo réieren.

Bréngt 2 Tassen Waasser op mëttlerer Hëtzt zu engem Kachen. Bréngt e Kachen a kachen de Räis fir ongeféier 30 Minutten oder bis mëll; de Räis flüchten an duerch d'Sojazooss an d'Tahini réieren.

Stir Geméis an Tofu an waarme Räis; e puer Pressen vum frësche Zitrounejus derbäi a waarm servéieren. Gudden Appetit!

Basis Amaranth Porridge

(Prett an ongeféier 35 Minutten | 4 servéiert)

Pro Portioun: Kalorien: 261; Fett: 4,4g; Kuelenhydrater: 49g; Protein: 7,3g

Zutaten

3 Tassen Waasser

1 Taass Amaranth

1/2 Coupe Kokosnoss Mëllech

4 Esslöffel Agave Sirop

Eng Prise Kosher Salz

Eng Prise geriwwe Muskat

Richtungen

Bréngt d'Waasser op mëttlerer Hëtzt op Kachen; der Amaranth derbäi a bréngen d'Hëtzt op e Kachen.

Loosst et fir ongeféier 30 Minutten kachen, dacks réieren, fir datt den Amaranth net um Buedem vun der Pan hält.

Stir an déi verbleiwen Zutaten a kachen fir eng aner 1 bis 2 Minutten bis se gekacht sinn. Gudden Appetit!

. Land Cornbread mat Spinat

(Prett an ongeféier 50 Minutten | 8servéiert)

Pro Portioun: Kalorien: 282; Fett: 15,4g; Kuelenhydrater: 30g; Protein: 4,6g

Zutaten

1 Esslöffel Leinsamen Iessen

1 Coupe Allzweck Miel

1 Coupe giel Mais

1/2 Teelöffel Bakpulver

1/2 Teelöffel Bakpulver

1 Teelöffel Kosher Salz

1 Teelöffel brong Zocker

Eng Prise geriwwe Muskat

1 ¼ Coupe Hafermëllech, net séiss

1 Teelöffel wäiss Esseg

1/2 Coupe Olivenueleg

2 Coupe Spinat, a Stécker zerräissen

Richtungen

Fänkt un andeems Dir Ären Ofen op 420 Grad F virhëtzt. Spritzt elo eng Bakform mat Nonstick Kachspray.

Fir d'Leinsamen Eeër ze maachen, Mëschung Leinsamen Miel mat 3 Esslöffel Waasser. Stir a léisst et fir ongeféier 15 Minutten stoen.

An enger Schossel grëndlech kombinéieren d'Miel, Mais, Bakpulver, Bakpulver, Salz, Zocker a geriwwe Muskat.

Lues a lues d'Eeër, d'Hafermëllech, den Esseg an den Olivenueleg derbäi, dauernd réieren fir Klumpen ze vermeiden. Da klappt d'Spinat an.

Schrauwen de Batter an d'preparéiert Bakblech. Bake Äert Maisbrout fir ongeféier 25 Minutten oder bis en Tester, deen am Zentrum agebaut ass, trocken a propper erauskënnt.

Loosst et fir ongeféier 10 Minutte stoen ier Dir geschnidden a servéiert. Gudden Appetit!

Reispudding mat Johannisbeeren

(Prett an ongeféier 45 Minutten | 4 servéiert)

Pro Portioun: Kalorien: 423; Fett: 5,3g; Kuelenhydrater: 85g; Protein: 8,8g

Zutaten

1 ½ Tassen Waasser

1 Coupe wäisse Rais

2 ½ Tassen Hafermëllech, gedeelt

1/2 Coupe wäiss Zocker

Eng Prise Salz

Eng Prise geriwwe Muskat

1 Teelöffel Buedem Kanéil

1/2 Teelöffel Vanilleextrakt

1/2 Coupe gedréchent Johannisbeeren

Richtungen

An engem Dëppe bréngt d'Waasser iwwer mëttlerer Hëtzt op Kachen. Maacht direkt d'Hëtzt op e Kachen, füügt de Reis a léisst et ongeféier 20 Minutten kachen.

D'Mëllech, Zocker a Gewierzer derbäisetzen a fir eng weider 20 Minutte kachen, dauernd réieren, fir datt de Räis net an d'Pan hänke bliwwen.

Sprinkle mat gedréchent Johannisbeeren a servéiere bei Raumtemperatur. Gudden Appetit!

Hirse Porridge mat Sultanen

(Fäerdeg an ongeféier 25 Minutten | Servéiert 3)

Pro Portioun: Kalorien: 353; Fett: 5,5g; Kuelenhydrater: 65,2g; Protein: 9,8g

Zutaten

1 Taass Waasser

1 Taass Kokosnoss Mëllech

1 Coupe Hirse, gespullt

1/4 Teelöffel gerappte Muskat

1/4 Teelöffel Buedem Kanéil

1 Teelöffel Vanillepaste

1/4 Teelöffel Kosher Salz

2 Esslöffel Agave Sirop

4 Esslöffel Sultanen

Richtungen

Huelt d'Waasser, d'Mëllech, d'Hirse, d'Muskat, d'Zëmt, d'Vanille a Salz an engem Kasseroll; e Kachen bréngen.

Bréngt d'Hëtzt op e Kachen a léisst et ongeféier 20 Minutten kachen; de Hirse mat enger Gabel fléissend a Läffel an eenzel Schësselcher.

Serve mat Agave Sirop a Sultanen. Gudden Appetit!

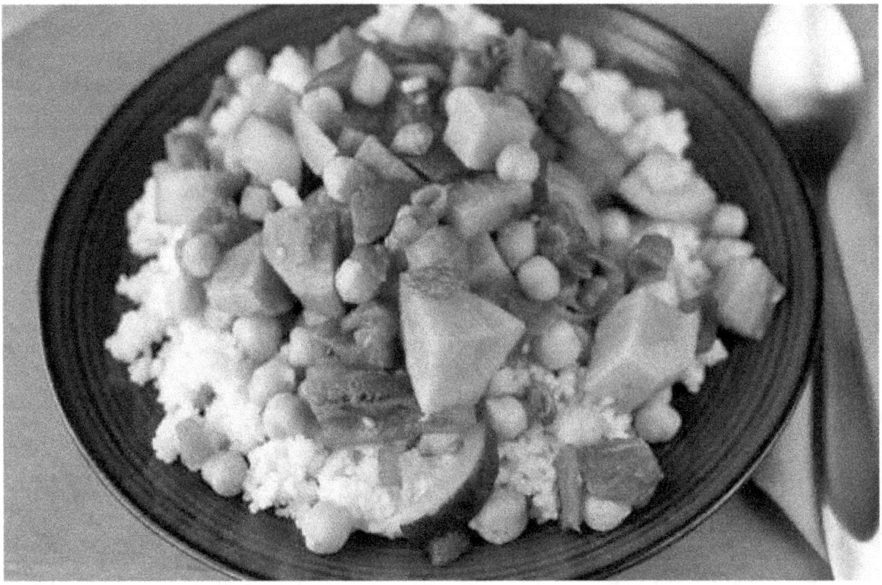

Quinoa Porridge mat gedréchent Figgen

(Fäerdeg an ongeféier 25 Minutten | Servéiert 3)

Pro Portioun: Kalorien: 414; Fett: 9g; Kuelenhydrater: 71,2g; Protein: 13,8g

Zutaten

1 Coupe wäiss Quinoa, gespullt

2 Tassen Mandel Mëllech

4 Esslöffel brong Zocker

Eng Prise Salz

1/4 Teelöffel gerappte Muskat

1/2 Teelöffel Buedem Kanéil

1/2 Teelöffel Vanilleextrakt

1/2 Coupe gedréchent Figgen, gehackt

Richtungen

Place de Quinoa, Mandel Mëllech, Zocker, Salz, Muskat, Zimt an Vanilleextrakt an engem Kasseroll.

Bréngt et zu engem Kachen iwwer mëttlerer Hëtzt. Bréngt d'Hëtzt op e Kachen a léisst et ongeféier 20 Minutten kachen; fluff mat enger Gabel.

Verdeelt ënnert dräi Déngschtbecher a garnéiert mat gedréchent Figgen. Gudden Appetit!

Broutpudding mat Rosinen

(Prett an ongeféier 1 Stonn | Servéiert 4)

Pro Portioun: Kalorien: 474; Fett: 12,2g; Kuelenhydrater: 72g; Protein: 14,4g

Zutaten

4 Coupe Dag-ale Brout, cubed

1 Taass brong Zocker

4 Tassen Kokosnoss Mëllech

1/2 Teelöffel Vanilleextrakt

1 Teelöffel Buedem Kanéil

2 Esslöffel Rum

1/2 Coupe Rosinen

Richtungen

Fänkt un mat Ärem Ofen op 360 Grad F. Schmiert e Bratpfanne liicht mat Nonstick Kachspray.

Setzt d'Wierfel Brout an der preparéierter Kasserol.

An enger Schossel grëndlech kombinéieren Zocker, Mëllech, Vanille, Zimt, Rum a Rosinen. Gießen Si d'Castard gläichméisseg iwwer d'Broutwierfelen.

Loosst et fir ongeféier 15 Minutten.

Bake am virgehëtzten Ofen fir ongeféier 45 Minutten oder bis d'Spëtzt gëllenbraun ass a setzt. Gudden Appetit!

CPSIA information can be obtained
at www.ICGtesting.com
Printed in the USA
LVHW081152210223
739960LV00017B/1328

9 781837 529209